コッコ・ミーナ
Cocco mina

整形外科

編著

千葉大学医学部附属病院
看護部

照林社

編著者一覧

編著

千葉大学医学部附属病院 看護部

青柳純子	ひがし棟8階病棟 看護師
在原穂ノ郁	にし棟11階病棟 看護師
久保木美帆	にし棟11階病棟 看護師
久田真弓	にし棟11階病棟 看護師長
星　沙耶	にし棟11階病棟 看護師
三浦紀子	にし棟11階病棟 看護師

医学監修

落合信靖	千葉大学医学部附属病院整形外科 准教授
古矢丈雄	千葉大学医学部附属病院整形外科 講師
木村青児	千葉大学医学部附属病院整形外科 特任講師
稲毛一秀	千葉大学医学部附属病院整形外科 診療講師
松浦佑介	千葉大学医学部附属病院整形外科 助教
瓦井裕也	千葉大学医学部附属病院整形外科 助教

編集協力

小林由佳	薬剤部 薬剤師

（2023年6月現在）

ナースのみなさんへ

整形外科看護では、日常生活や社会生活を送るうえで不可欠となる運動機能の障害を予防・改善することが重要です。それらを安全に実践するために、整形外科特有の知識や看護を写真とイラストも用いてわかりやすくまとめました。

社会および医療情勢は目まぐるしく変化しています。そのようななか、私たち看護師も日々進化していく医療や多様な患者さんと向き合っていく必要があります。これから看護師として活躍される方、新しい分野に挑戦される方など、多くのみなさんが少しでも安心して看護を実践できるよう、本書がお役に立てば幸いです。

執筆者一同

本書の特徴

現場で **サッと確認したいとき・ちょっと困ったとき** に、コッコとミーナがお助けします！

コッコ

とても賢い烏骨鶏（うこっけい）。役立つ知識を教えてくれます。

ミーナ

やさしくてデキるナース。実践のポイントを教えてくれます。

コッコとミーナの アドバイス

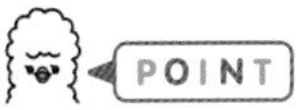
POINT

必ず知っておきたい、大切なこと

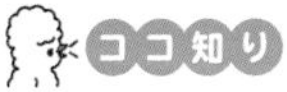
ココ知り

ココで調べて知っておきたい、用語の意味や関連知識

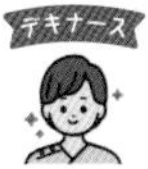
デキナース

デキるナースが実践していること

豆知識

合わせて読んでおくと役立つこと

CONTENTS

患者管理の全体像

整形外科の解剖生理

整形外科でよく行われる検査

整形外科でよく使うスケール・スコアリング

整形外科の主な疾患と看護

整形外科特有の治療と看護

整形外科でよく使う薬剤

もっと知りたい整形外科看護

豆知識

- 本書で紹介している治療・ケア方法などは、執筆者が臨床例をもとに展開しています。実践によって得られた方法を普遍化すべく万全を尽くしておりますが、万一、本書の記載内容によって不測の事故などが起こった場合、著者、出版社は、その責を負いかねますことをご了承ください。
- 本書に記載している薬剤の情報は、2023年5月現在のものです。薬剤等の使用にあたっては、個々の添付文書を参照し、適応・用量等は常にご確認ください。
- 本文中の製品の商標登録マークは省略しています。

装丁・本文デザイン：スタジオダンク　本文イラスト：NASYUKA、今﨑和広　DTP制作：林 慎悟　撮影：中込浩一郎

全体像

整形外科疾患の看護

整形外科の疾患は全身の筋肉、腱、骨格、関節、靭帯、軟骨、神経の損傷により、身体運動が制限され、食事、排泄、入浴といった日常生活動作（ADL）が障害されること、仕事や外出、家事など社会的役割の遂行にも障害が及ぶ。患者１人ひとりの痛みや麻痺に看護師として寄り添い、受傷や手術のために制限されてしまっているADLを回復して、元どおりの生活を送ることができるかが大切であり、看護師のみではなく多職種と連携していくことが重要となる。

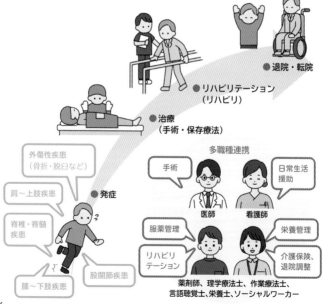
退院・転院
リハビリテーション（リハビリ）
治療（手術・保存療法）
発症
外傷性疾患（骨折・脱臼など）
肩～上肢疾患
脊椎・脊髄疾患
膝～下肢疾患
股関節疾患
多職種連携
手術
日常生活援助
医師
看護師
服薬管理
栄養管理
リハビリテーション
介護保険、退院調整
薬剤師、理学療法士、作業療法士、
言語聴覚士、栄養士、ソーシャルワーカー

既往歴・現病歴の聴取、ADLの確認

患者の全体像をとらえるため、コミュニケーションをとりながら情報収集を行っていく。

情報収集の主な項目

身体的所見	●既往歴、現病歴の聴取（下記）
発達段階	●青年期、中年期、壮年期、老年期など ●各段階の特徴から起こりうる問題を予測する
生活の特徴	●生活の習慣、社会的役割など
心理状態	●疾患に対する不安など

既往歴

- 過去に患った疾患の診断名や治療歴、その後の経過
- 薬剤に対するアレルギーの有無

現病歴の聴取

- 現在の病状がいつから始まり、どのような経過を辿ってきたのか、どのような治療を受けてきたのか

疼痛・しびれの性状	急性か、慢性か、神経障害性か、など
疼痛・しびれの持続時間	どのくらい持続するのか、安静時も続くのか、など
疼痛・しびれの誘因	痛みやしびれを生じるきっかけ（例：起床時、歩行時など）
疼痛・しびれの部位	どこが痛む、しびれるのか（例：膝の内側、母指〈親指〉の第２関節など）
ADL障害	どのような動作が難しいのか

データベースを用いた情報収集

▶情報を系統別に収集するツールとしてデータベースがある。関連した項目を深く掘り下げて聴取することで、患者の全体像を把握することができる。

情報収集でとらえたい患者の全体像

価値・信念
- 生きていくうえでの支えや大切にしていること
- 信念・宗教

認知・知覚
- 意識レベル
- 運動感覚・言語機能
- 認知機能低下の場合家族に確認

健康認識
- 症状
- 入院までの経過
- 医師からの説明に対する認識
- 病気の受けとめ
- 健康に対する取り組み

睡眠・休息
- 睡眠状況
- 不眠時の対応
- 薬剤使用の有無

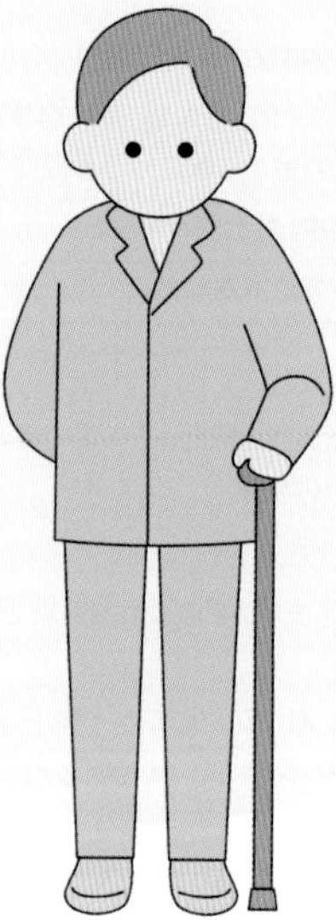

栄養・代謝
- 食事摂取量・形態
- 栄養状態
- 検査データ（Alb・TP・Hb）
- 皮膚状態
- 歯の有無

活動・運動
- 入院時ADL
- 受傷前・後の生活状況
- 介護保険などの利用状況

排泄
- 方法
- 頻度
- 障害の有無
- 腹部の状態
- 薬剤使用の有無

コーピング・ストレス耐性
- ストレスの感受性、ストレスへの対処法

役割関係
- 家族のなかでの役割
- 職業
- キーパーソンの状況

性・生殖
- 性に関する悩みや疾患

POINT

◎ 入院当初から退院を見据えた情報収集を行い、自宅・転院など、どこがゴールなのかを確認し、多職種と連携していくことが大切である。

報告のしかた

観察結果をリーダー看護師に報告したり、急変時に医師に報告する際には、わかりやすく相手に伝えることが大切である。迅速かつ適切なコミュニケーションのモデルとして、頭文字をとったSBARという手法がある。

SBAR（エスバー）

項目		具体例
S situation	状況 （患者に何が起こっているのか）	●○病棟の看護師○○です ●患者○○さんのことで報告があります ●○時○分頃から○○が続いていて○○です（問題となっていること）
B background	背景 （臨床的な背景・状況）	●疾患名 ●手術・検査日と内容 ●バイタルサインや検査結果（異常所見のみ）
A assessment	評価 （看護師としての考え）	●○○の状況と考えます
R recommendation	提案 （看護師としての提案）	●○○が必要と考えます ●診察を依頼したいです ●指示をお願いしたいです

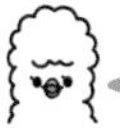

POINT

◉ はじめのうちは難しいが、患者の情報を共有したり、急変時に迅速に対応するために必要な手法であるため、くり返し行って慣れるとよい。

全身の解剖生理

全身を支える骨格

骨は運動器としてのみではなく、骨髄において血球をつくる造血器としてや、カルシウム(Ca)、リン(P)、マグネシウム(Mg)などを蓄える役割も果たしている。

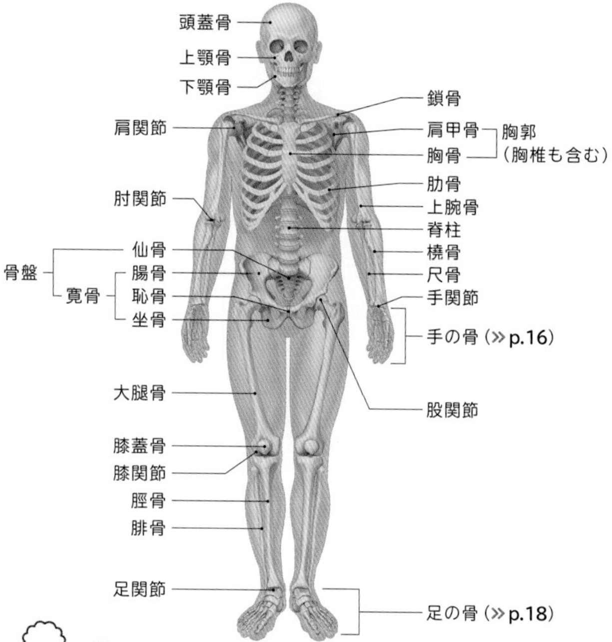

頭蓋骨
上顎骨
下顎骨
鎖骨
肩関節
肩甲骨
胸骨
胸郭
（胸椎も含む）
肋骨
肘関節
上腕骨
脊柱
骨盤
仙骨
寛骨
腸骨
恥骨
坐骨
橈骨
尺骨
手関節
手の骨（» p.16）
大腿骨
股関節
膝蓋骨
膝関節
脛骨
腓骨
足関節
足の骨（» p.18）

POINT

◎ 骨の種類として❶扁平骨（頭頂骨、肩甲骨など）、❷長管骨（大腿骨、上腕骨など）、❸種子骨（膝蓋骨など）、❹短骨（手根骨、足根骨など）がある。

全身を支える筋

筋肉のうち、骨格に付着して動きをもたらす筋肉を骨格筋という。骨格筋は関節をまたいで2つ以上の骨に固定され、中枢神経の作用を受けて骨を動かす。

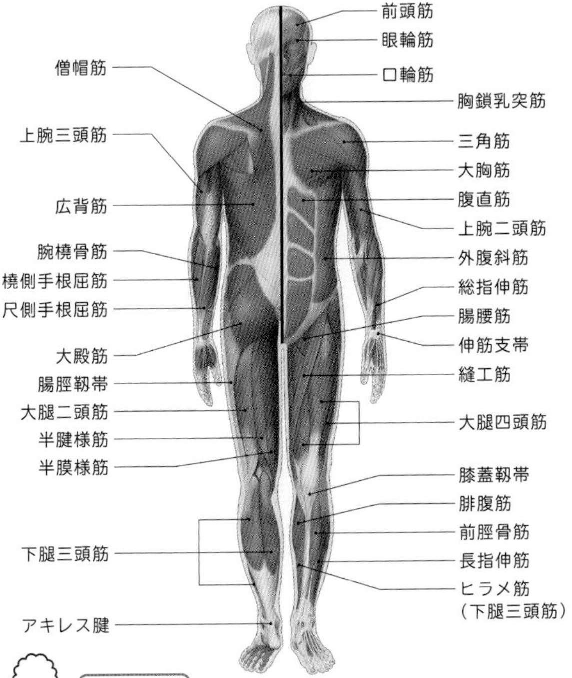

前頭筋
眼輪筋
口輪筋
胸鎖乳突筋
三角筋
大胸筋
腹直筋
上腕二頭筋
外腹斜筋
総指伸筋
腸腰筋
伸筋支帯
縫工筋
大腿四頭筋
膝蓋靱帯
腓腹筋
前脛骨筋
長指伸筋
ヒラメ筋
（下腿三頭筋）
僧帽筋
上腕三頭筋
広背筋
腕橈骨筋
橈側手根屈筋
尺側手根屈筋
大殿筋
腸脛靱帯
大腿二頭筋
半腱様筋
半膜様筋
下腿三頭筋
アキレス腱

POINT

- 筋肉の細胞は細長い形状により筋線維と呼ばれる。
- 筋線維が集まって筋線維束、筋線維束がまとまって骨格筋となる。

関節の構造

２つ以上の骨がつながり、可動性のある結合を関節という。関節は、構造によって主に６種類に分けられる。

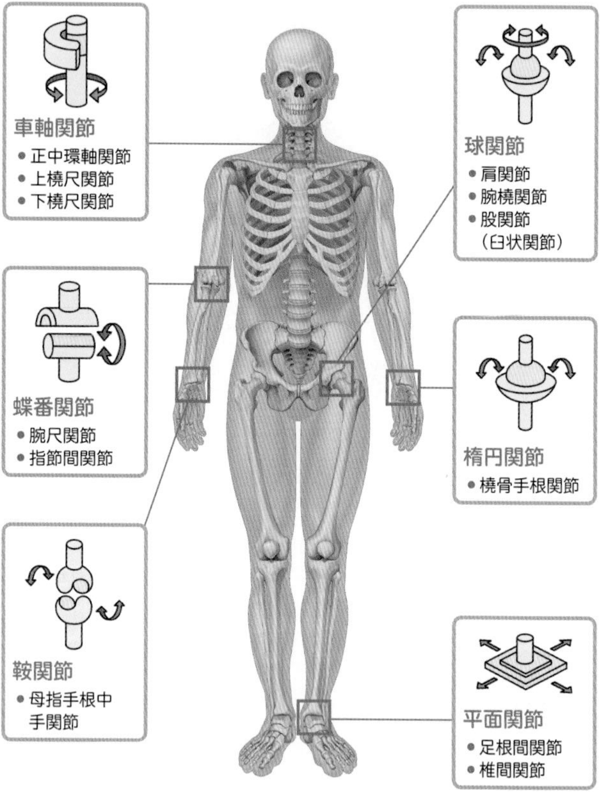

車軸関節
● 正中環軸関節
● 上橈尺関節
● 下橈尺関節
蝶番関節
● 腕尺関節
● 指節間関節
鞍関節
● 母指手根中手関節
球関節
● 肩関節
● 腕橈関節
● 股関節（臼状関節）
楕円関節
● 橈骨手根関節
平面関節
● 足根間関節
● 椎間関節

分類	関節名	構造
車軸関節	上橈尺関節、下橈尺関節、正中環軸関節	1軸性関節
蝶番関節	腕尺関節、指節間関節	1軸性関節
鞍関節	母指の手根中手関節	2軸性関節
球関節	肩関節、腕橈関節	多軸性関節
楕円関節	橈骨手根関節	2軸性関節
平面関節	椎間関節、足根間関節	2軸性関節
臼状関節	股関節	多軸性関節
顆状関節	膝関節、中手指節関節	2軸性関節
ラセン関節	距腿関節	1軸性関節
半関節	仙腸関節、脛腓関節、手根中手関節、手根間関節	—

POINT

◎ 関節の構造には、主に以下のような種類がある。
- 1軸性関節：骨が特定の1軸のみを中心として動く
- 2軸性関節：前後と側方への屈伸のように、互いに直交する2軸を中心として動く
- 多軸性関節：3軸以上を中心として動く

ココ知り

関節可動域（ROM）

- 身体の各関節が障害などを起こさず、生理的に運動できる範囲や角度を示す。人工膝関節全置換術（TKA）や前十字靭帯（ACL）の術後では、医師からのROM制限の指示をもとに離床を進めていく必要がある。

肩関節

肩関節は肩甲骨と上腕骨で形成され、上肢の運動に際して胸郭のまわりを動く。人体の関節のなかで最も可動域が大きい。

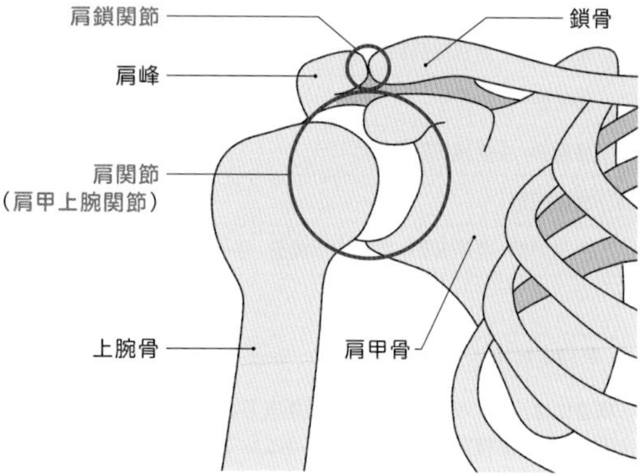

肩鎖関節
鎖骨
肩峰
肩関節
（肩甲上腕関節）
上腕骨
肩甲骨

POINT

- 運動に際しては複数の関節が連動しており、肩甲上腕関節、肩鎖関節、胸郭関節の３つの解剖学的関節と、肩峰下関節、肩甲胸郭関節の２つの機能的関節がある。
- 肩は、ほかの関節と比べると安定性が欠けており、軟部組織に依存しているため、脱臼が起こりやすい。

上肢・肩関節を支える筋

上腕の筋肉は、腕神経叢の枝に支配される。肩甲帯(肩甲骨と鎖骨)の筋肉は、肩の運動に関与している。

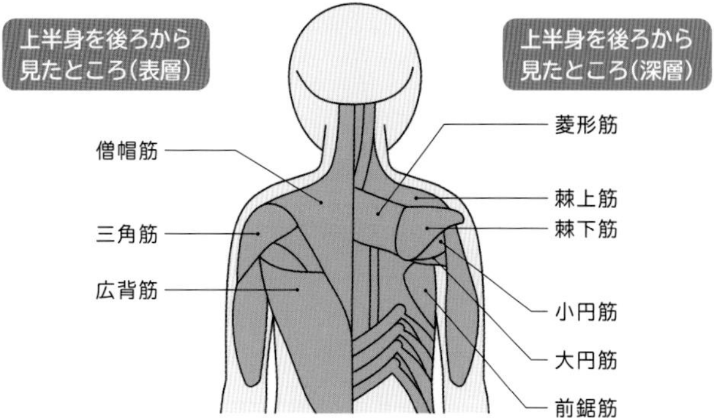
上半身を後ろから見たところ(表層)
上半身を後ろから見たところ(深層)
僧帽筋
三角筋
広背筋
菱形筋
棘上筋
棘下筋
小円筋
大円筋
前鋸筋

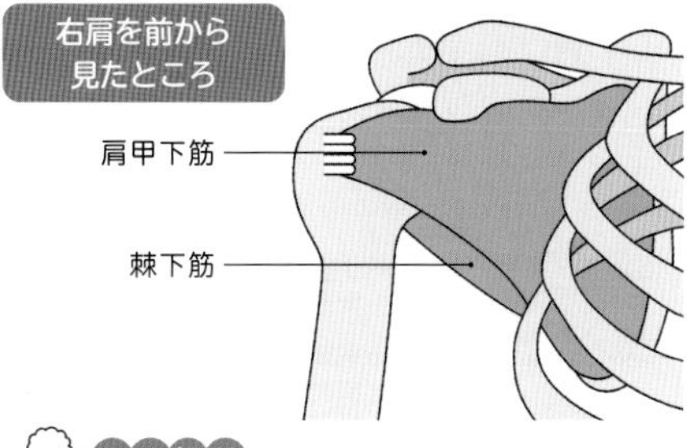
右肩を前から見たところ
肩甲下筋
棘下筋

ココ知り

腱板

- 骨頭の上には腱板という板状の腱群がある。腕を上げるときに、肩峰の下を行き来して骨頭を臼蓋の中心に押さえつけ、関節の適合性を失わないように動いている。

肘関節と手関節

肘関節

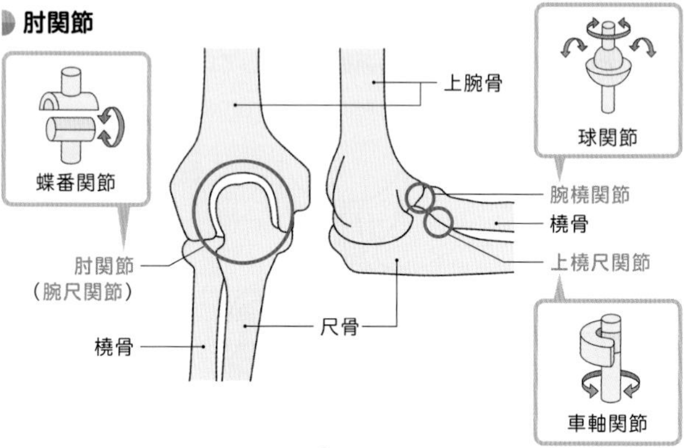
蝶番関節
上腕骨
球関節
腕橈関節
橈骨
上橈尺関節
肘関節
(腕尺関節)
尺骨
橈骨
車軸関節

手関節

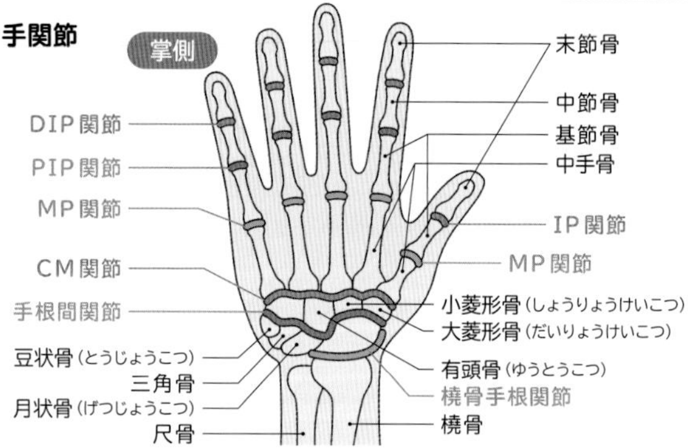
掌側
末節骨
中節骨
基節骨
中手骨
DIP関節
PIP関節
MP関節
IP関節
MP関節
CM関節
手根間関節
小菱形骨(しょうりょうけいこつ)
大菱形骨(だいりょうけいこつ)
豆状骨(とうじょうこつ)
有頭骨(ゆうとうこつ)
三角骨
橈骨手根関節
月状骨(げつじょうこつ)
尺骨
橈骨

ココ知り

- 手関節は8骨の手根骨、5骨の中手骨、14個の指骨(指節骨)で成り立ち、母指では2個、そのほかは3個で構成されている。数多くの関節面があることで、繊細な手の動きが生じる。

骨盤と股関節、膝関節

骨盤と股関節

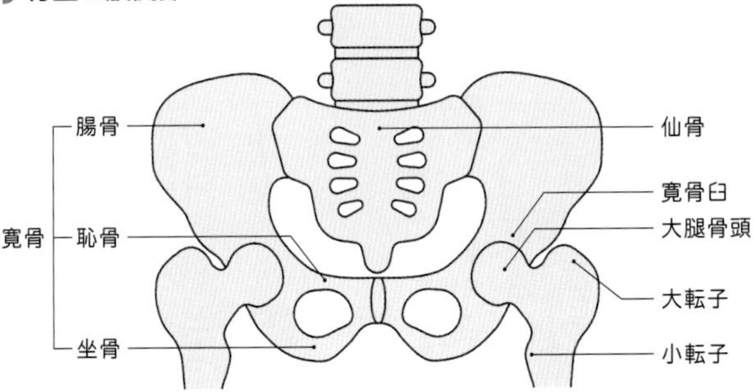
腸骨
寛骨
恥骨
坐骨
仙骨
寛骨臼
大腿骨頭
大転子
小転子

膝関節と靭帯

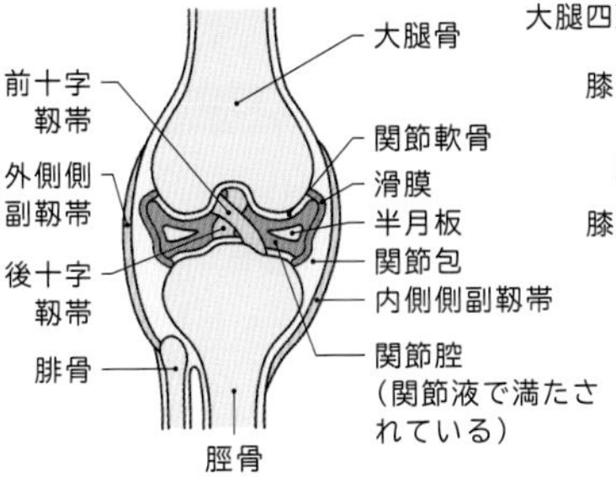
正面から見たところ
縦断面（正面図）
大腿骨
前十字
靭帯
関節軟骨
外側側
副靭帯
滑膜
半月板
後十字
靭帯
関節包
内側側副靭帯
腓骨
関節腔
（関節液で満たされている）
脛骨

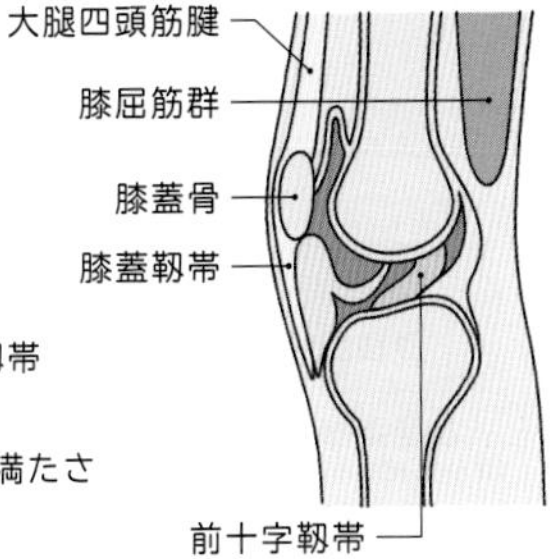
側面から見たところ
縦断面（横面図）
大腿四頭筋腱
膝屈筋群
膝蓋骨
膝蓋靭帯
前十字靭帯

ココ知り

- 膝関節のそれぞれの骨は、強い線維靭帯である❶前十字靭帯、❷後十字靭帯、❸外側側副靭帯、❹内側側副靭帯で連結され、安定性が保たれている。

足関節

正面から見たところ（右足）

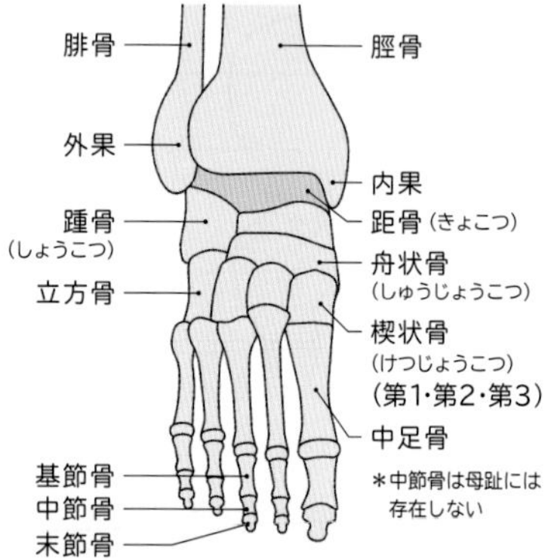
腓骨
脛骨
外果
内果
踵骨
（しょうこつ）
距骨（きょこつ）
舟状骨
（しゅうじょうこつ）
立方骨
楔状骨
（けつじょうこつ）
（第1・第2・第3）
中足骨
基節骨
中節骨
末節骨
＊中節骨は母趾には存在しない

背面からみたところ（右足）

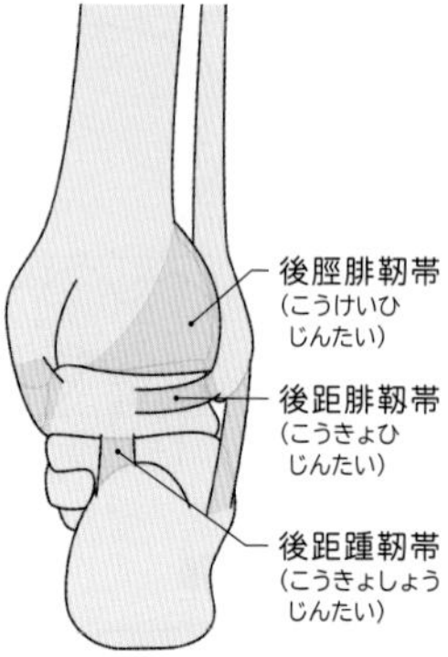
後脛腓靭帯
（こうけいひじんたい）
後距腓靭帯
（こうきょひじんたい）
後距踵靭帯
（こうきょしょうじんたい）

内側から見たところ（右足）

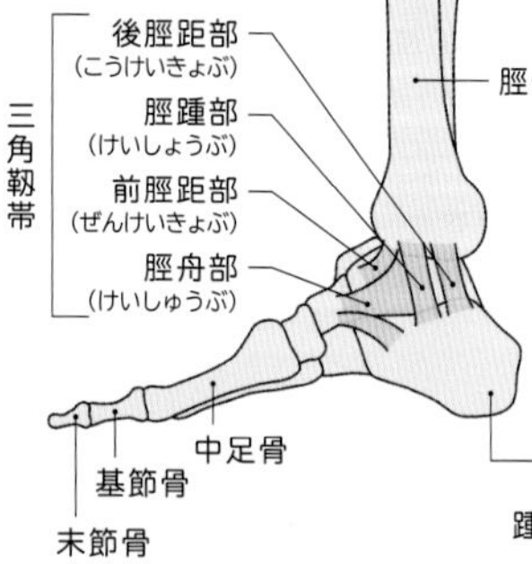
三角靭帯
後脛距部
（こうけいきょぶ）
脛踵部
（けいしょうぶ）
前脛距部
（ぜんけいきょぶ）
脛舟部
（けいしゅうぶ）
脛骨
中足骨
基節骨
末節骨
踵骨

外側から見たところ（右足）

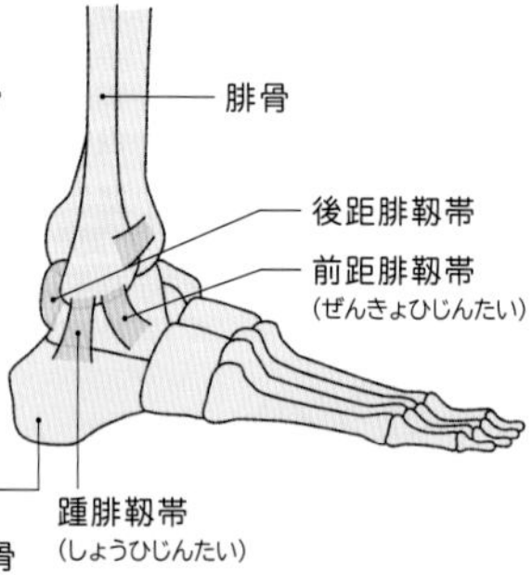
腓骨
後距腓靭帯
前距腓靭帯
（ぜんきょひじんたい）
踵腓靭帯
（しょうひじんたい）

脊椎

脊椎の構造

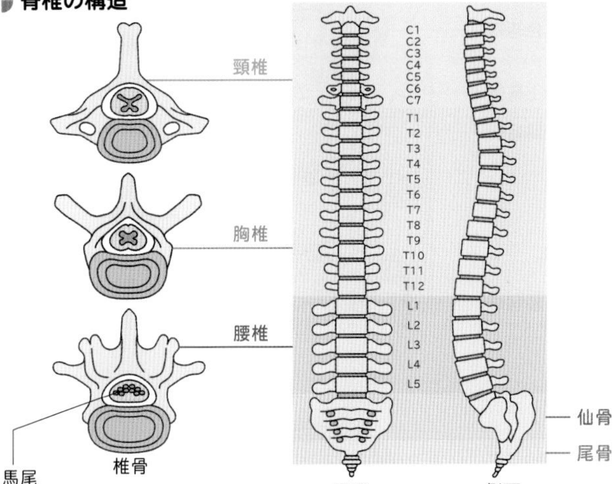
頸椎
胸椎
腰椎
椎骨
馬尾
(脊髄の下端より下にある神経根の束)
C1
C2
C3
C4
C5
C6
C7
T1
T2
T3
T4
T5
T6
T7
T8
T9
T10
T11
T12
L1
L2
L3
L4
L5
仙骨
尾骨
正面
側面

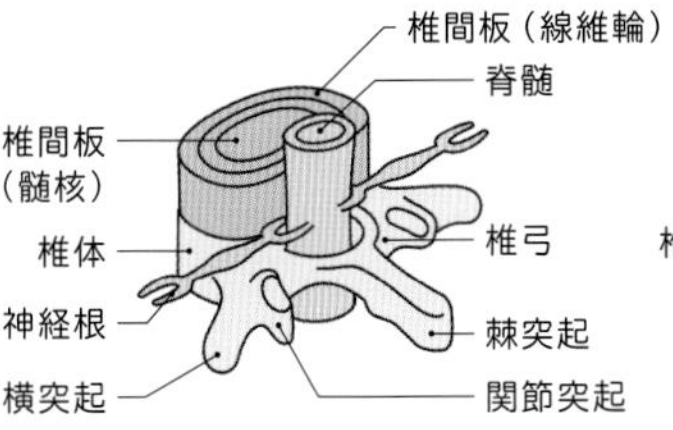
椎間板(線維輪)
脊髄
椎間板
(髄核)
椎体
神経根
横突起
椎弓
棘突起
関節突起

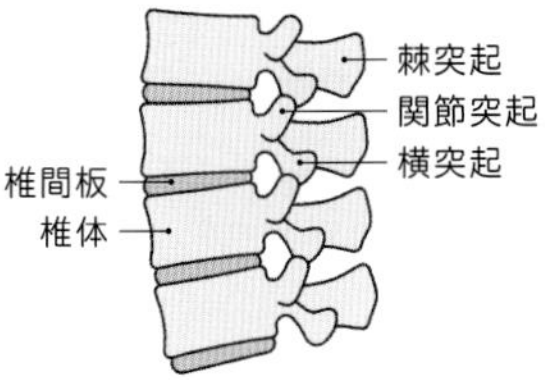
棘突起
関節突起
横突起
椎間板
椎体

POINT

◎ 脊椎は頸椎(C)7、胸椎(T)12、腰椎(L)5、仙骨、尾骨からなる。

脊椎の靭帯

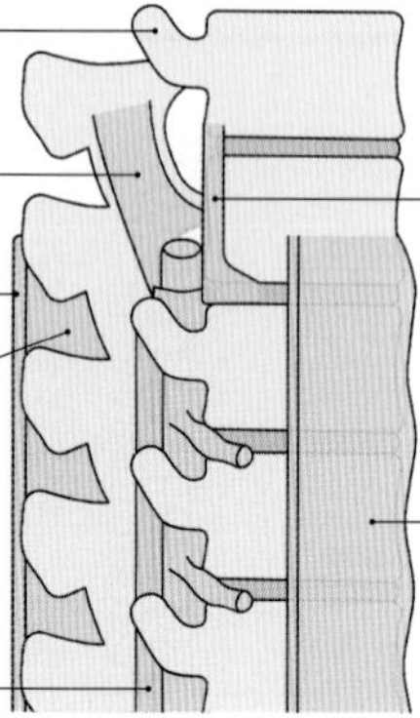

横突起
黄色靭帯
棘上靭帯
棘間靭帯
横突起靭帯
後縦靭帯
前縦靭帯

脊髄

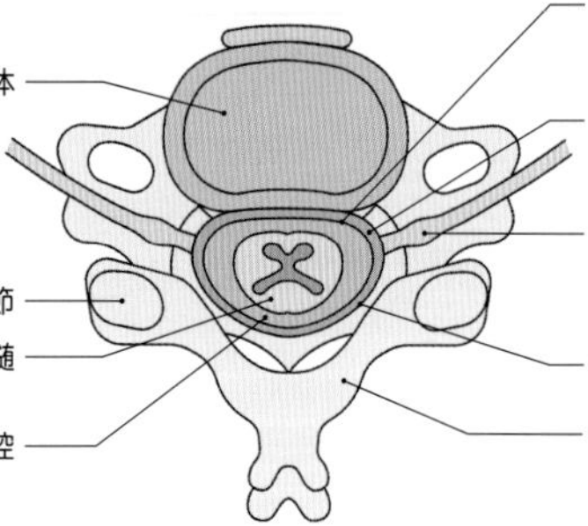

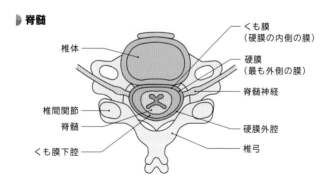

椎体
椎間関節
脊髄
くも膜下腔
くも膜
(硬膜の内側の膜)
硬膜
(最も外側の膜)
脊髄神経
硬膜外腔
椎弓

ココ知り

- 椎骨は椎体後面の後縦靭帯、椎弓間の黄色靭帯など多くの靭帯で結合されている。
- くも膜下腔には脳脊髄液が満たされて、脊髄の保護の役割を果たしている。

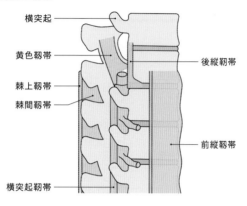

中枢神経と末梢神経

神経系は中枢神経と末梢神経に大別される。

中枢神経	● 脳、脊髄からなる ● 脊髄は、脳からの指令を全身に伝えるとともに、全身からの情報を脳に送る
末梢神経	● 中枢神経と身体の器官をつなぎ、情報交換を行う ● 求心性神経、遠心性神経、自律神経（交感神経、副交感神経）がある

情報の伝達

- 後角には、各部の感覚情報を脳に伝える感覚神経細胞が集まっている。
- 前角には、脳や脊髄からの情報を筋肉に伝えて運動を促す運動神経細胞が集まっている。

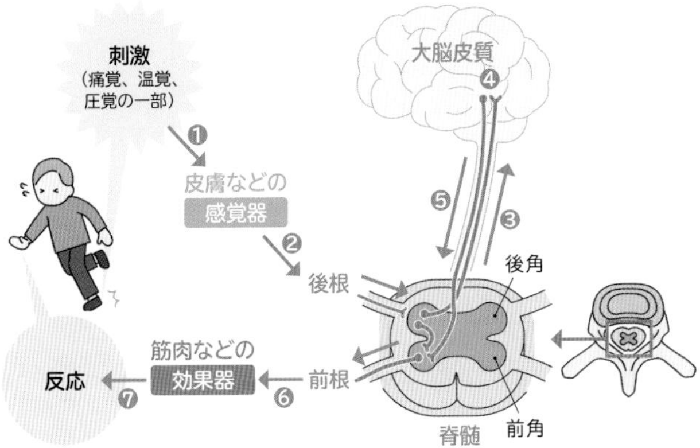
刺激
（痛覚、温覚、圧覚の一部）
❶
皮膚などの
感覚器
❷
後根
大脳皮質
❹
❺
❸
後角
筋肉などの
効果器
反応
❼
❻
前根
脊髄
前角

POINT

◎ 脊髄の構造と機能を理解することが、その部分が障害されたときに起こる病態の理解につながる。

運動神経

筋肉の運動支配は髄節ごとに分かれている。

脊髄神経の分類

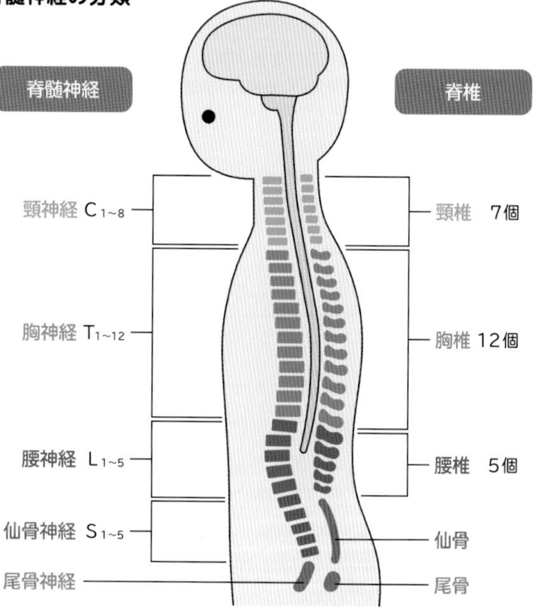
脊髄神経
脊椎
頸神経 C1~8
胸神経 T1~12
腰神経 L1~5
仙骨神経 S1~5
尾骨神経
頸椎 7個
胸椎 12個
腰椎 5個
仙骨
尾骨

POINT

◎ 脊椎に疾患が生じると、脊髄神経の支配によって四肢や排泄器官などの感覚異常や運動障害に結びつきやすい。アセスメントをするときに脊髄神経の支配領域(≫p.24)を意識する。

全身の運動神経

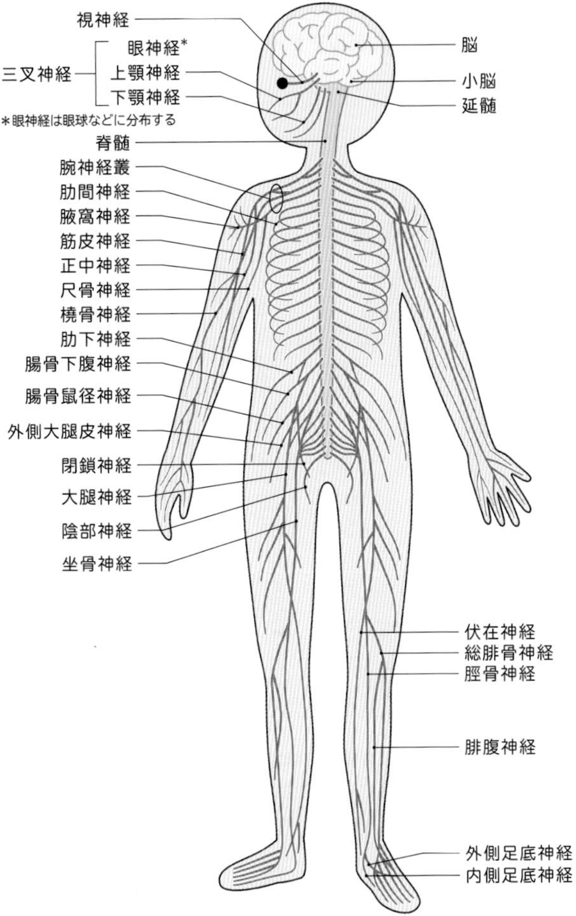

視神経
眼神経*
三叉神経
上顎神経
下顎神経
＊眼神経は眼球などに分布する
脊髄
腕神経叢
肋間神経
腋窩神経
筋皮神経
正中神経
尺骨神経
橈骨神経
肋下神経
腸骨下腹神経
腸骨鼠径神経
外側大腿皮神経
閉鎖神経
大腿神経
陰部神経
坐骨神経
脳
小脳
延髄
伏在神経
総腓骨神経
脛骨神経
腓腹神経
外側足底神経
内側足底神経

感覚神経

感覚神経の分布配置（デルマトーム）

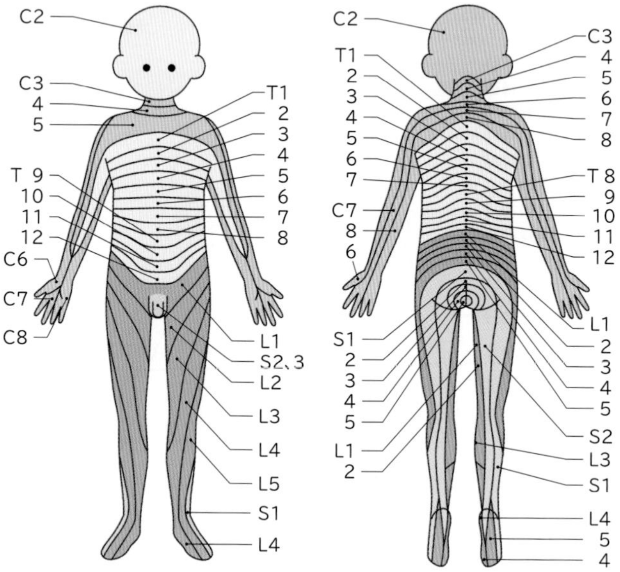
C2
C3
4
5
T 9
10
11
12
C6
C7
C8
T1
2
3
4
5
6
7
8
L1
S2、3
L2
L3
L4
L5
S1
L4
C2
T1
2
3
4
5
6
7
C7
8
6
S1
2
3
4
5
L1
2
C3
4
5
6
7
8
T 8
9
10
11
12
L1
2
3
4
5
S2
L3
S1
L4
5
4

POINT

- 感覚神経の分布を考え、脊椎疾患などの神経症状のアセスメントを行う。

良肢位

骨折などで関節を固定するとき、拘縮や硬直をきたすことが予測されても、やむをえない場合がある。可動域制限をきたしても、日常生活動作を行ううえで機能的で、比較的支障の少ない肢位が良肢位である。

基本肢位と良肢位

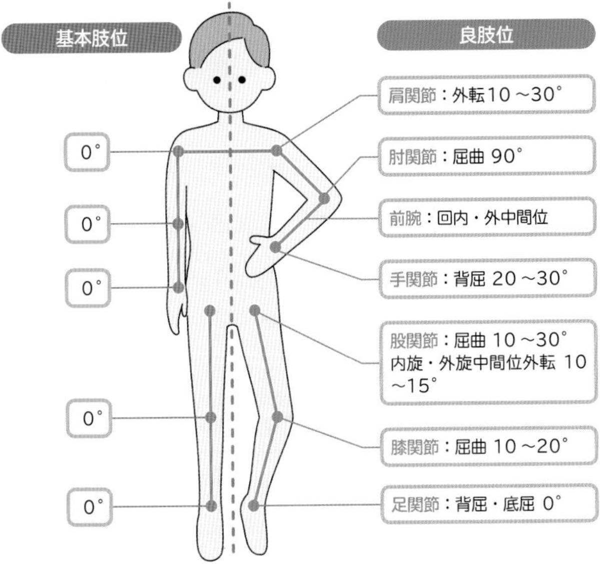

基本肢位
0°
0°
0°
0°
0°
良肢位
肩関節：外転10～30°
肘関節：屈曲 90°
前腕：回内・外中間位
手関節：背屈 20～30°
股関節：屈曲 10～30°
内旋・外旋中間位外転 10～15°
膝関節：屈曲 10～20°
足関節：背屈・底屈 0°

デキナース

- 障害のある関節の状態などを考えて、患者にとってつらい体位になっていないか確認する。

体位調整に用いる物品（一例）

体位変換クッション（バナナフィット）

主な適応 自力で体位変換ができない患者など

- 同一体位による褥瘡発生予防のために使用し、体位を調整する

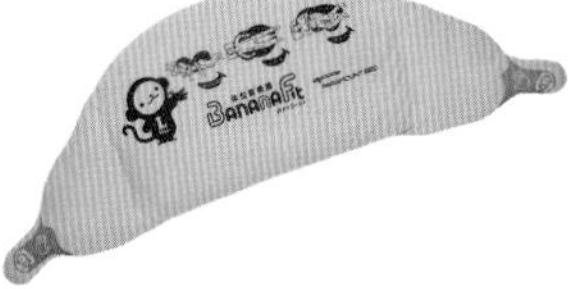

（画像提供：パラマウントベッド株式会社）

外転枕

主な適応 人工股関節全置換術（THA）の術後患者など

- 股関節の良肢位（軽度外転、回旋中間位）が保持できる
- 患側のみ固定し、腓骨頭の圧迫に注意する

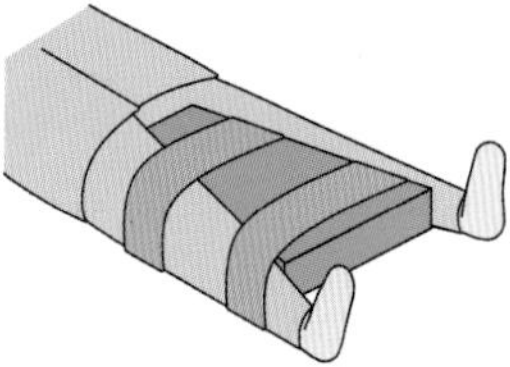

体位変換のポイント

❶看護師の近くに患者の重心をもってくる
❷看護師は足を開いて、基底面積を広くとり、腰痛を予防する
❸患者の重い部分を分けて移動する（腰だけ、上半身だけなど）
❹患者のもてる力を最大限に活かせるよう、声かけをする

POINT

⊙ **脊椎・脊髄損傷の患者では、体位変換時に無理な力やひねりが加わらないように、複数人で体位変換を行う（ログロール）。**

デキナース

- 術後の体位変換や安静指示のある患者、脊椎・脊髄損傷のある患者などの体位変換の際にも、良肢位を意識して体位を調整し、患者の苦痛軽減に努める。
- 体位変換後には、褥瘡好発部位（≫p. 27）の皮膚状態を確認する。
- 寝衣やシーツのしわを伸ばす、ドレーンやモニター類のコードが患者の身体の下にならないよう整理する、ナースコールを患者の手元に置くなど、環境整備もあわせて行う。

豆知識　褥瘡好発部位

褥瘡好発部位は体位によって異なる。

仰臥位

● 仙骨部が最も多く、次いで踵骨部、肩甲骨部、後頭部に発生しやすい。

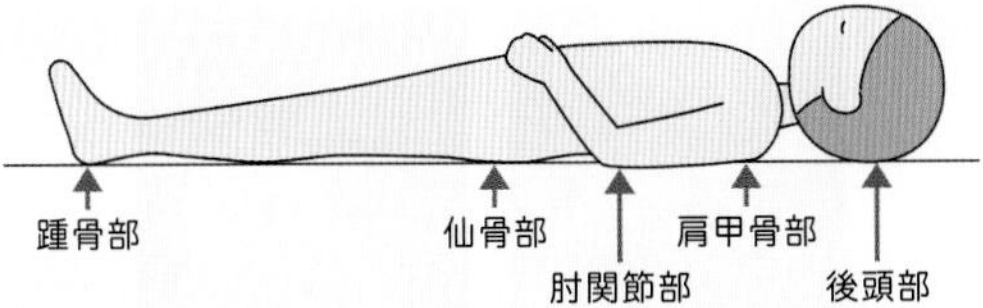
踵骨部
仙骨部
肘関節部
肩甲骨部
後頭部

側臥位

● 大転子部と足関節外果部に多くみられる。

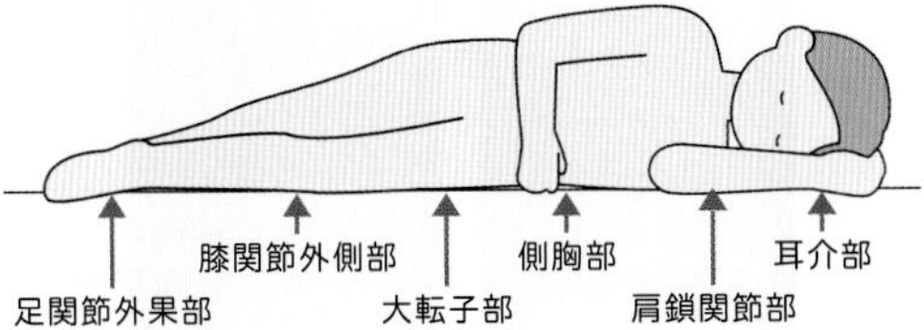
足関節外果部
膝関節外側部
大転子部
側胸部
肩鎖関節部
耳介部

腹臥位

● 前額部、前胸部（乳房）、膝関節部などに多くみられる。

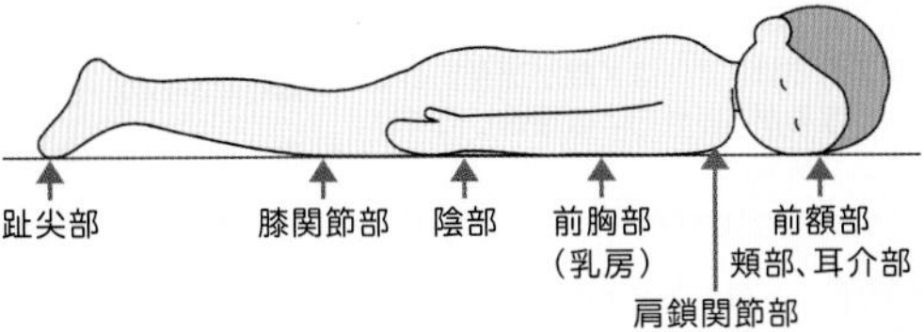
趾尖部
膝関節部
陰部
前胸部
（乳房）
肩鎖関節部
前額部
頬部、耳介部

（久保木美帆）

画像検査

X線撮影

骨、関節の疾患に対して、診断や治療経過を観察する目的で行われる。一般的には最低限2方向（正面、側面）を撮影し、部位や状況に応じてそれ以外の撮影を行う。

正面像

側面像

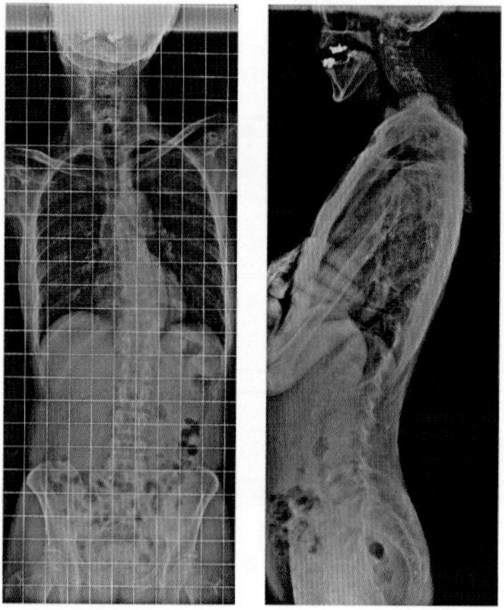

・成人、脊柱変形（頸椎後側弯）

POINT

◎ X線画像では、空気はX線が透過するため黒く写るが、骨や筋肉は透過しにくいため白く写る。

黒く写るもの	空気
白く写るもの	骨、筋肉

テキナース

・骨折所見や術後患者のX線画像を見て、異常がないか、看護師としても理解できるようにすることが必要である。

CT（コンピューター断層撮影）

X線を使用し、身体の横断像を撮影することができる。
さらに画像を再構成することで、任意の断画像や3D、4Dの画像を作成することができる。

頚椎CT再構築像 矢状断像

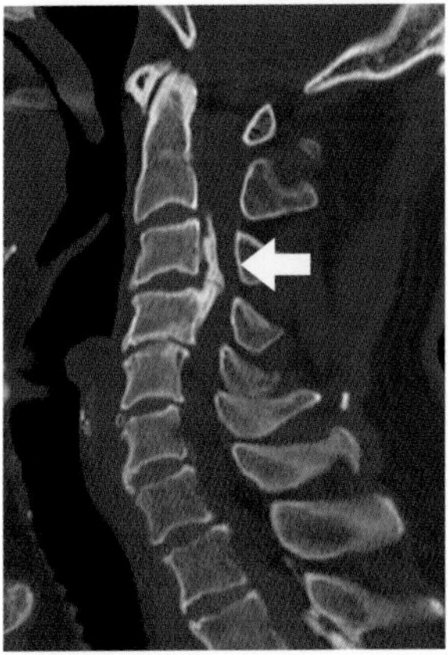

・68歳男性、頚椎後縦靭帯骨化症（矢印：病変部）

ココ知り

・CT・MRIの画像を見る際、「方向の表現方法」「陰影の写りかた」をおさえておく。

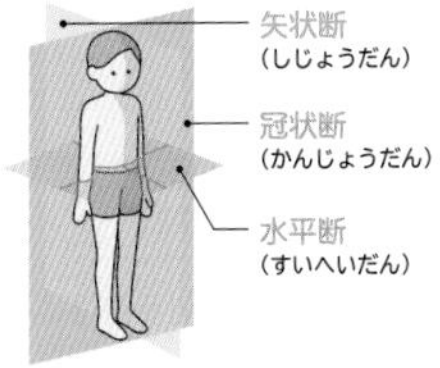
矢状断
（しじょうだん）
冠状断
（かんじょうだん）
水平断
（すいへいだん）

黒く写るもの	空気、脂肪、水分
白く写るもの	骨、石灰化、出血

Dual Energy CT

▶ 当院では、最新のDual Energy CTを導入している。

▶ Dual Energy CTは、異なる2種類のエネルギーのX線でCT撮影を行う。従来のCTで得ることのできなかった、物質弁別画像や仮想単色X線画像、実効原子番号解析などが可能である。

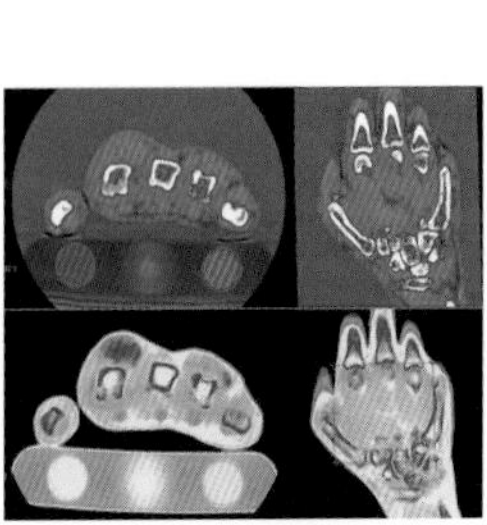

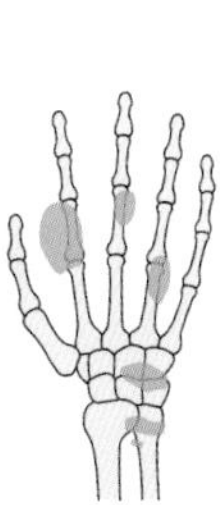

造影CT実施時の注意

造影CT実施時の処置と注意点

検査前	● 下記の点を確認する ・食事制限が守られているか ・同意書、問診票の有無 ・造影剤アレルギーの有無 ・腎機能（GFR）
検査準備	● 末梢ラインを確保する ・22Gより太い針、耐圧チューブを使用する ・逆血、刺入部の漏れがないか確認する ● 造影剤アレルギーに対する前投薬の指示があれば、投与する

POINT

- ◎ CTには、造影剤を使用しない単純CTと、造影剤を使用する造影CTがある。造影CTは血管の病変や腫瘍などの精査で実施されることが多い。
- ◎ 造影CTは絶食で施行するため、血糖降下薬やインスリンの処方指示を医師に確認する。
- ◎ 検査による被曝の影響について、通常の撮影では身体に影響が出るといわれている量よりはるかに少ない量を使用しているため、身体的症状が現れてくることはない。

デキナース

● 造影剤の副作用症状が出現した際には、輸液の急速投与に備え、細胞外液補充液（生理食塩液など）を準備する。

造影CTの副作用とその対応

主な副作用	軽症：掻痒感（かゆみ）、悪心・嘔吐 重症：アナフィラキシーショック
副作用出現時の対応方法	❶自覚症状、他覚症状の異常がみられたら、すみやかに当該薬の投与を中止し、バイタルサインと症状の程度を確認する ❷医師に連絡し、診察を依頼する（重症の場合は緊急コール） ❸必要に応じて酸素投与を行う ❹静脈ラインから抗ヒスタミン薬やステロイドなどの投与を行う（重症の場合は輸液、アドレナリン、昇圧薬も投与） ❺必要に応じて、モニター類を装着する

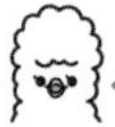

POINT

- ヨード系造影剤は、腎臓から尿中に排泄される。
- 腎臓の機能が低下している場合、造影剤の排泄が遅くなるだけでなく、腎臓の機能がさらに低下し、造影剤腎症を発症するリスクがある。そのため、造影剤を早く排泄できるように、水分制限の必要な患者以外は、水分を十分に摂取するよう説明する。

MRI（磁気共鳴画像）

MRIは強度な磁力と電磁波を利用し、人体の断面を水平断、矢状断、冠状断とさまざまな角度で写すことが可能である。X線撮影やCTでは評価の難しい軟骨、筋肉、腱、靭帯などの軟部組織も描出できる。

頸椎MRI

T2強調・矢状断像

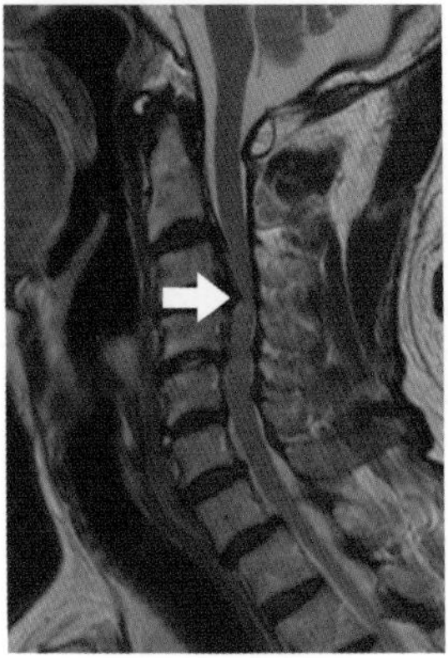

• 68歳男性、頸椎後縦靭帯骨化症

造影MRI

矢状断像

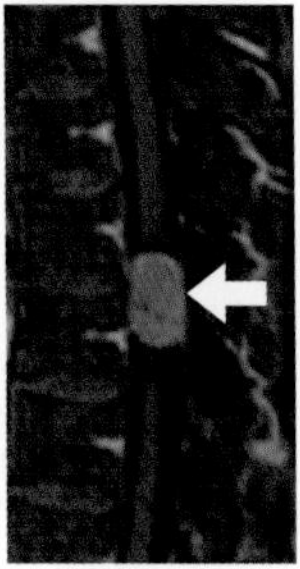

冠状断像

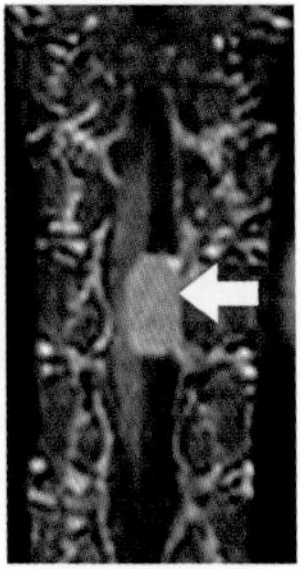

• 84歳女性、歩行障害の精査にて胸髄の腫瘍性病変（硬膜内髄外腫瘍、髄膜腫疑い）を指摘された（矢印：病変部）

POINT

◎ MRIの画像は、以下のような特徴がある。

種類	白く写るもの	黒く写るもの	
T1強調画像	脂肪・造影剤	水分	➡ 解剖学的構造がわかりやすい
T2強調画像	水が多い部分	出血	➡ 急性期の病変がわかりやすい

MRI実施時の注意

検査準備と処置

検査前	• 造影剤使用時や腹部の検査において、飲食を制限することがあるため、きちんと制限できているか確認する
検査準備	• 身につけている金属類はすべて外し、検査衣に着替えてもらう • 造影剤を使用する場合は、入室前に点滴開始する
入室	• 検査前の最終的な金属チェックは、問診と金属探知器を用いて行う
検査	• 検査時間は15～60分程度 • 大きな音が鳴るため、ヘッドホンまたは耳栓を装着してもらう

入室前に取り外してもらうもの

- 補聴器、携帯電話、時計、その他の電子機器
- 取り外し可能な義歯
- 金属繊維製の肌着（ヒートテックなど）、ブラジャー、コルセット、固定具
- 化粧品（アイライン、マスカラ、アイシャドウ）
- 磁気カード（クレジットカード、キャッシュカードなど）
- 貴金属（ネックレス、ピアス、指輪など）、ヘアピン、ウィッグなど
- 湿布、カイロ、磁気治療絆創膏、経皮吸収貼付剤（ニトログリセリン、ニコチン製剤）など
- コンタクトレンズ（カラーも含む）
- キャップが磁気式の尿道カテーテル

デキナース

- 患者の身体に使用している医療機器のうち、外せないものがある場合は医師に確認する。

体内で使用される主な医療機器

- ペースメーカー
- 人工内耳
- 避妊リング
- 人工関節などの体内インプラント
- 神経刺激装置
- 胸骨ワイヤー
- ステント、クリップ、コイル
- 一部の心臓人工弁　など

POINT

- MRIは強力な磁力と電磁波を使用するため、金属製または磁気に敏感な物品を身につけたまま検査を受けると、吸着や破損などの重大事故、熱傷につながり大変危険である。
- 取り外し可能な医療機器や医療材料（輸液ポンプ、心電図モニター送信機）についても、入室前に取り外したか、確認をしっかりと行う。
- 医療者も金属製品や磁気を使用したものを除去しておく。

MRI実施前のケア

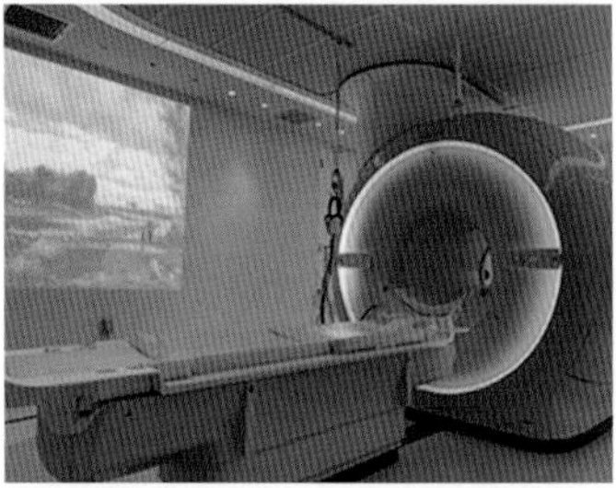

- MRI検査は大きな騒音が鳴り響くなか、狭い装置内で長時間動かない状態を維持しなければならないため、多くの患者に不安や緊張を与えることが多い。リラックスした状態で検査を受けられるよう、あらかじめ検査の流れや大きな音が出ることなどを説明しておくことが大切である。
- 閉所恐怖症の患者に対しては、鎮静薬を使用して検査を施行することがあるため、あらかじめ閉所恐怖症があるかどうか確認しておくことが必要である。

テキナース

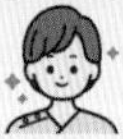

- アートメイクをしていても、ほとんどの場合は問題なく検査を受けられる。
- ただし、アートメイクで使用する色素には微量の金属成分が含まれており、MRIの電磁波が金属に反応して、画像を乱したり電流を発生させて発熱する可能性がある。そのため、MRI検査を受ける前には、アートメイクをしていることを事前に申告することが必要。

脊髄造影検査（ミエログラフィー）

目的

- 病変部における脊髄や神経根の圧迫所見を描出するために施行する。動的因子を把握するために施行される。
- 造影剤をくも膜下腔に注入し、脊髄、神経根の状態を確認する。
- 穿刺には頸椎側方穿刺（ラテラールパンクチャー）、腰椎穿刺（ルンバール）などがある。

主な対象

- 脊髄腫瘍、椎間板ヘルニア、頸髄症、腰部脊柱管狭窄症などの脊椎疾患

脊髄造影検査（腰椎穿刺）

- 通常、馬尾レベル（≫p.19）での腰椎穿刺（矢印）にて脳脊髄用の水溶性造影剤をくも膜下腔に注入する

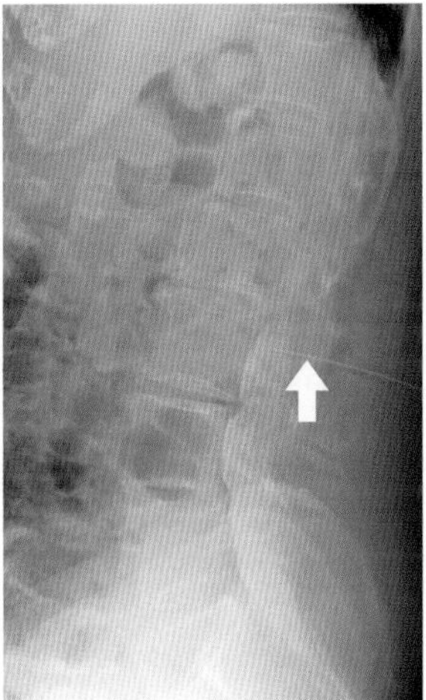

脊髄造影検査（ミエログラフィー）

- 胸椎に病変による造影剤の通過障害（矢印）を認める

側面像

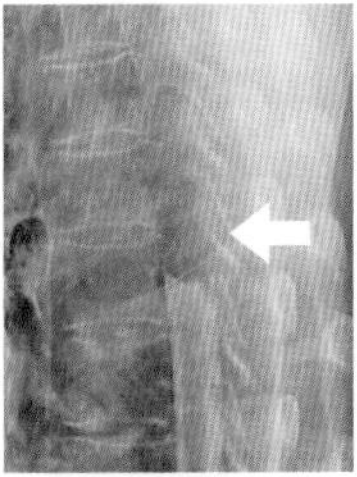

正面像

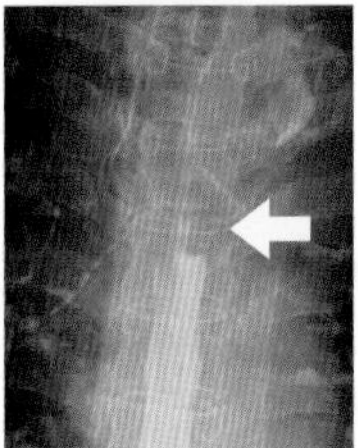

脊髄造影後CT

- CT画像（再構築像：CT画像で得られた全方向からの画像を解析し、断面画像を得ること）では明瞭に病変（＊印）が描出される。脊椎と病変との関係がはっきりわかる

矢状断再構築像

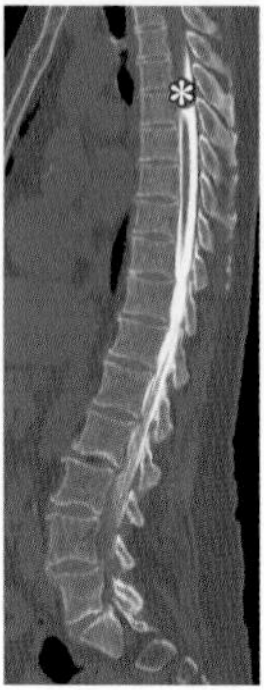

冠状断再構築像

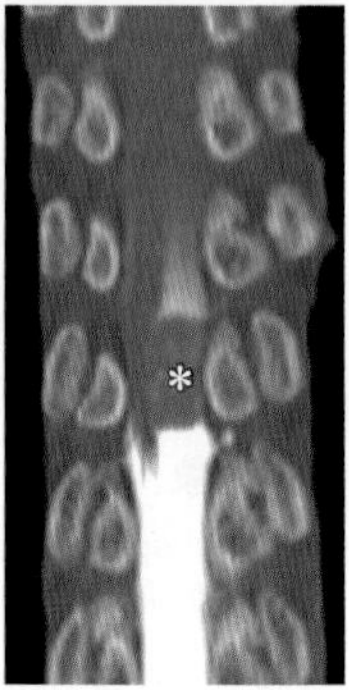

ココ知り

椎間板造影

- 椎間板ヘルニアを対象とした椎間板造影（ディスコグラフィー）もある。
- 椎間板に造影剤を注入し、注入時の圧力、疼痛、造影像から痛みの原因が椎間板由来かどうかを確認する。

神経根ブロック

- 腰椎疾患を対象とした神経根ブロックもあり、除痛や治療、診断を目的とする。

神経根ブロックの合併症とその対応

一時的な足の脱力	● 自然に回復するまで15～30分程度安静にしてもらう
局所麻酔薬による中毒	● 口周囲や舌のしびれ感、めまい、耳鳴り、目のかすみ、手足のけいれんなどを生じる ● 酸素投与、点滴投与を行い、薬剤が体外へ排泄されるまで症状を観察する
細菌感染	● 穿刺部から細菌が入り、感染することがあるため、異常時は早急に受診してもらう
神経根刺激症状	● ブロックした後に足の痛みがかえって強くなる場合は受診してもらう

脊髄造影検査実施時の注意

検査準備と処置

検査日まで	● ADL、既往歴、アレルギーの有無など病歴の聴取 ● オリエンテーションの実施（絶食、内服薬、休薬の確認、検査中の体位、検査後の安静度など） ● 穿刺部周囲の清潔（入浴または清拭）
検査前	● 排尿、排便の確認 ● 絶食、水分は適度に可 ● 更衣後に末梢静脈ラインを確保 ● 義歯、（女性の場合）ブラジャーを外す ● 抗菌薬の投与（医師から指示があった場合） ● 患者の一般状態の観察、バイタルサインの測定、不安軽減に努める
検査中	● 透視室で撮影後、そのままCTを撮影

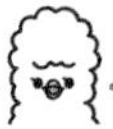

POINT

◎ 検査前のオリエンテーションの際に、検査後の副作用症状としてどのようなものがあるか、またその対処法について、あらかじめ説明しておく。

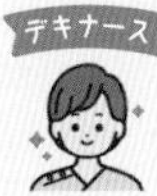
デキナース

- 苦痛を伴う検査のため、検査の目的や方法、以下のような注意点について患者に十分説明しておく。
  - 気分不快や痛みの増強など、身体に異変を感じたら医療者に伝える
  - 造影剤を投与するまでの間は背中に針を刺した状態にあり、穿刺中は危険なので動かない　など
- 造影剤の排泄を促すために、検査後は水分を多めに摂取するよう説明する。

検査後の看護

検査後	●帰室後、バイタルサイン測定、異常（下記の症状）の早期発見、穿刺部痛、頭痛の有無などの観察 （脊髄造影検査後にみられる異常） ・造影剤によるアレルギー症状（かゆみ、発疹、悪心・嘔吐、息苦しさ） ・けいれん　・疼痛　・しびれ　・知覚異常 ●医師に経口摂取の開始時間、当日の安静度を確認（異常のない場合は、一般的に飲水食事は検査後より可、トイレ歩行可、末梢ライン抜針可） ●飲水開始後、悪心などがなければ水分摂取を促し、当日トイレ以外は安静に過ごすように説明
退院指導	●検査翌日からシャワー浴可、感染徴候に注意すること、頭痛や悪心などの対処方法について説明

デキナース

●検査後、初回トイレ歩行は転倒のリスクが高いため、必ずナースコールするよう説明し、歩行状態や移動状況を確認する。問題がなければ、ADLや食事開始を説明する。

POINT

◎ 検査による重度な副作用は、高濃度の造影剤が頭蓋内に入ると高頻度に生じる。

◎ 造影剤が頭蓋内に入るのを防ぐことが重要なポイントとなるため、検査後は頭部の挙上が大切である。

◎ 腰椎穿刺部位から髄液が漏れて、脳脊髄液が減少し、低脊髄圧症候群が起こることもある。経口摂取が困難な場合は補液を考慮する。

ココ知り

低脊髄圧症候群

●穿刺部からの髄液漏出により低脊髄圧となり、頭痛や悪心・嘔吐が起こる。検査終了直後に頭を起こした状態で動くと、症状が増強しやすい。

●脊髄液の再生を促進するため、水分摂取を促し、摂取困難な場合は補液の検討を医師に依頼する。

腱反射

反射障害が脊髄と末梢神経どちらに由来するか、脊髄のどの部分に病変が存在するかを調べる。

腱反射

▶打腱器（ハンマー）を用いて腱を叩打し、その刺激で瞬間的に筋肉が収縮するか調べる。

下顎反射

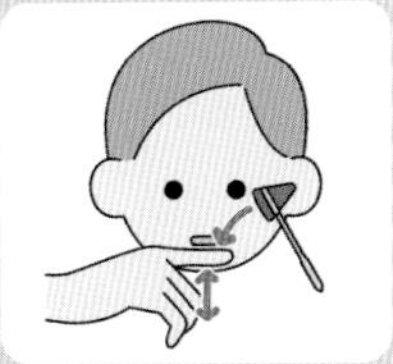

❶唇を半分開いた状態でリラックスしてもらう
❷下顎の中心部に示指（人差し指）を当てる
❸指の第一関節付近を打腱器で叩く

判定 軽く開口するか、ほとんど動きがみられない

上腕二頭筋腱反射

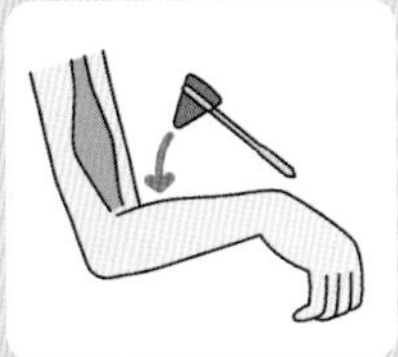

❶軽く上肢を外側に向け、肘を屈曲させて両手を腹部に乗せる
❷上腕二頭筋の腱の部分を左母指あるいは示指で軽く押さえ、腱の真上を叩くように、その指を打腱器で叩く

判定 前腕に軽度の屈曲がみられる

上腕三頭筋腱反射

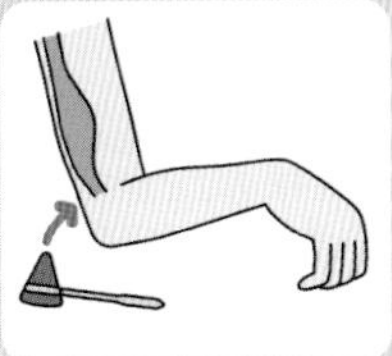

❶前腕を曲げて腹部に乗せる
❷肘を直角に屈曲する
❸肘関節の約３cm上部のあたりを打腱器で叩く

判定 前腕に軽度の屈曲がみられる

橈骨反射 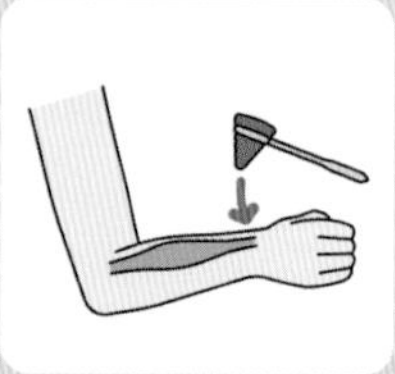	❶上肢を軽度外側に向け、肘を屈曲させる ❷橈骨茎状突起の2～3cm上方付近を軽く打腱器で叩く 判定 肘関節に屈曲がみられる
膝蓋腱反射 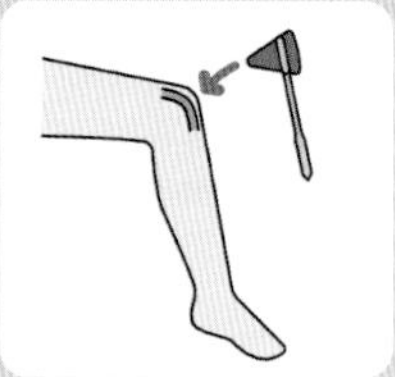	❶左右どちらかの片膝を立て、反対の足を乗せて足を組む ❷膝蓋腱の位置を確認し、その部位を打腱器で叩く 判定 下腿に軽度の伸展がみられる
アキレス腱反射 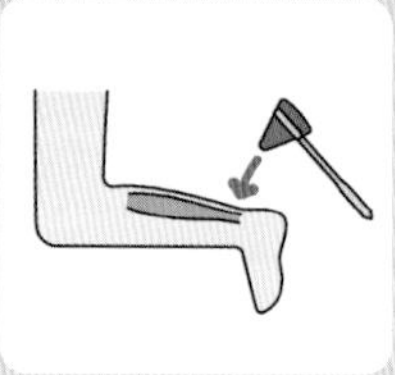	❶どちらかの足を軽度外転させながら、膝も軽度に屈曲してもらう ❷足の裏を手で持ち、足関節を手前に背屈させる ❸このとき足関節を2～3回屈伸させ、力が抜けていることを確認する ❹打腱器で足関節を叩く 判定 足が軽度底屈する

ココ知り

- 反射の測定法には、腱反射のほかに表在反射、病的反射がある。
  - **表在反射**：皮膚や粘膜に刺激を与えて、筋肉に反射的に収縮が生じるか調べる。角膜反射、腹壁反射、球海綿体筋反射、肛門反射などがある。
  - **病的反射**：中枢側にある上位運動ニューロンが傷害され、その下位運動ニューロンに対する抑制が消失し、正常ではみられない反射が出現する。バビンスキー反射などがある。

血液検査

整形外科でよく確認する採血項目

感染

- 人工関節などは血流がないため、感染しても抗菌薬投与で除菌することができない。注意深い観察が重要である。

項目	基準値	特徴
WBC （白血球数）	3,500～9,000/μL	・組織に侵入した細菌やウイルスなどの異物に対する生体防御のはたらきがある
CRP （C反応性タンパク）	0.3mg/dL以下	・体内に炎症や組織損傷が起こると急激に増加する ・代表的な炎症マーカーとして使用されている

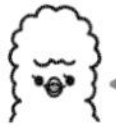

POINT

⊙ WBCはCRPより炎症に対して鋭敏に反応する。CRPは炎症が生じてから2～3日後がピークとなる。

貧血

- 術後は手術に伴う出血で赤血球数が減少することで貧血が生じる。

項目	基準値	特徴
RBC （赤血球数）	男性：438～577万個/μL 女性：376～516万個/μL	・赤血球数が減少すると貧血を起こす
Hb （ヘモグロビン数）	男性：13.6～18.3g/dL 女性：11.2～15.2g/dL	・赤血球中にある赤い色素で、酸素と結合して、酸素を全身に運搬する ・貧血の検査で最もめやすにされる
Ht （ヘマトクリット値）	男性：40.4～51.9% 女性：34.3～45.2%	・血液中に含まれる赤血球の割合を示す

深部静脈血栓症（DVT）

- DVTは血液凝固の亢進、血流の障害、血管内皮細胞の障害によって起こる。

項目	基準値	特徴
Dダイマー	1.0μg/mL以下	・血栓の存在により線溶現象が亢進すると高値になる

POINT

◎ 特に人工股関節全置換術（THA）（»p. 92）、人工膝関節全置換術（TKA）の手術では、術中に足をひねったり上げたりする作業が多いこと、TKAはターニケットによる駆血を行うため、ほかの手術よりハイリスクになる。

抗菌薬投与時のトラフ採血検査

▶ 抗菌薬投与後の血液中の薬物濃度を知るために行う血液検査。

▶ 薬剤によっては血中濃度が最高になるピーク濃度、最低になるトラフ濃度の両方を測定する場合や、トラフ濃度のみ測定する場合がある。

▶ 薬物血中濃度測定によって薬効・副作用を把握したり、有効な血中濃度を維持するために用法用量を患者に合わせて調整することを薬剤血中濃度測定モニタリング（TDM）という。

▶ TDMの対象となる抗菌薬には、バンコマイシン、テイコプラニン、ゲンタマイシンなどがある。

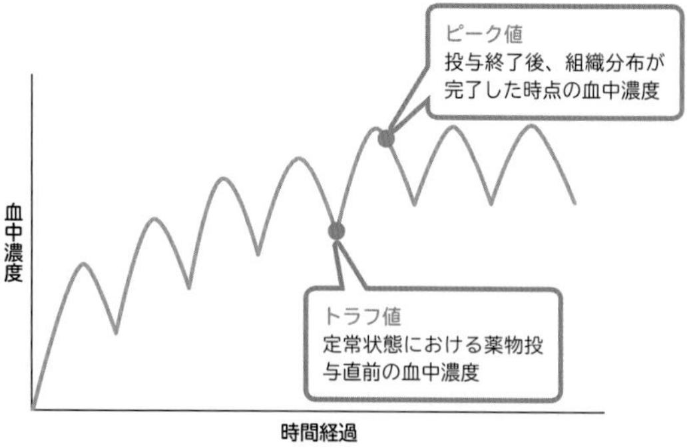
ピーク値
投与終了後、組織分布が完了した時点の血中濃度
血中濃度
トラフ値
定常状態における薬物投与直前の血中濃度
時間経過

採血時の注意点

- 静脈内投与している薬物血中濃度は、投与ルートとは異なる四肢から採血する。
- 正確なタイミングで採血を行う。
  トラフ値：薬剤投与直前30分以内、透析患者は透析前
  ピーク値：薬剤によって採血のタイミングが異なる
- 実際の投与時間、点滴時間、採血時間を正確に把握して報告する。

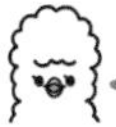

POINT

◎ 病棟薬剤師と協力し、採血のタイミングを正確に把握して実施する。

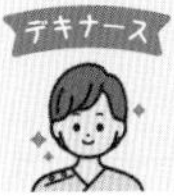
デキナース

- トラフ採血後は、抗菌薬の投与量指示が変わることがある。指示内容を確認し、正確な量を投与できるようにする。

採血のポイント

- 上肢～肩疾患では、健側上肢から採血する。
- 採血を実施するタイミングは検査項目ごとに異なるため、必ず医師の指示を確認する。
- 採血の試験管（スピッツ）ごとに注意点があるため、採血時は注意する。

スピッツの注意点（一例）

凝固検査用	・検体量が少ないと検査ができないため、スピッツの線のところまで十分量があるか確認する
アンモニア検査用	・採血後すぐにスピッツを氷水で冷やして、すみやかに検査室へ提出する

整形外科でよく使う スケール・スコアリング

痛みの評価

NRS／VAS／FPS

整形外科では、特に術後疼痛を評価するために痛みのスケールが用いられる。患者が表現しやすいスケールを選択する。

NRS（numerical rating scale）

口頭でできて、簡易的

▶ 痛みの評価スケールとして、痛みの程度を0から10の数字で表現する。

評価法　今までで一番の痛みを「10」、まったく痛みがない状態を「0」として、現在の痛みの程度を評価する

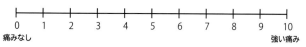

0 1 2 3 4 5 6 7 8 9 10
痛みなし
強い痛み

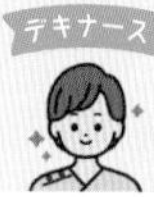
テキナース

- NRSは鎮痛薬を使う前後や体動時と安静時、リハビリテーションの前後などの痛みの差を評価しやすい。経時的に評価することが大切である。

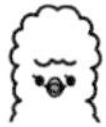

POINT

- 痛みは主観的なものであるため、痛みの程度や感じ方には個人差がある。患者の主観的な痛みの程度を測る物差しとして、これらのスケールを用いる。
- 痛みは術後せん妄や、離床遅延、呼吸抑制などにつながるため、コントロールが重要である。鎮痛薬の使用前後でスケールを用いて、疼痛コントロールの効果を評価する。

VAS (visual analogue scale)　視覚的にとらえる

▶ 患者に10cmの水平な直線の上に指を置いてもらい、痛みの強さを数値化する。

評価法　直線上で痛みがない状態を「左端」、最悪の痛みを「右端」として、現在の痛みを示してもらう

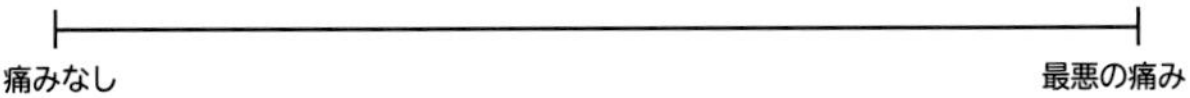

痛みなし
最悪の痛み

FPS (face pain scale)　小児・高齢者に有用

▶ 人間の表情を示した笑顔から泣き顔までの6段階のイラストを用いて、痛みの程度を表す。

評価法　自分の状態に最も近い顔を選んでもらう

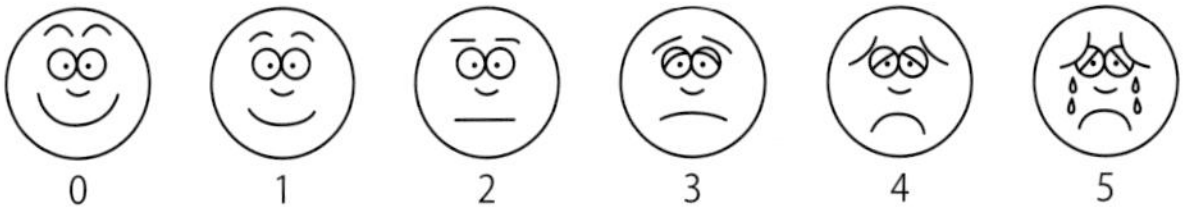

0
1
2
3
4
5

デキナース

- 麻酔の影響が残っている術直後などはVASやFPSを使用したほうが、患者にとっても安楽に痛みを表現できることが多い。
- VASでくり返し評価すると、痛みの強さを視覚的にとらえることができる。

POINT

◎ 痛みの強さだけでなく、痛みの部位や出現状況（安静時、体動時）、患者の表情など、さまざまな観察項目から痛みを評価していくことが重要。

MMT（徒手筋力テスト）

MMTは、個々の関節運動の筋力を徒手的に検査する方法である。治療やリハビリテーションの効果判定のために、筋力をおおまかに把握することができる。

評価法 0から5までの6段階で評価する

スコア	表示法	機能段階
5	Normal（正常）	強い抵抗を与えても、可動域全体を動かせる
4	Good（優）	抵抗を加えても、可動域全体を動かせる
3	Fair（良）	抵抗を加えなければ、重力に抗って可動域全体を動かせる
2	Poor（可）	重力を除けば、可動域全体を動かせる
1	Trace（不可）	筋の収縮がわずかに確認できる、関節運動は起こせない
0	Zero（活動なし）	筋の収縮はまったくみられない

ココ知り

- 日常生活を介助なしに営むためには、最低でもMMT３以上が必要とされる。

POINT

- 脊椎の疾患では、特に狭窄のある部位の神経の圧迫によって、その神経が支配する領域のMMTの低下がみられることが多い。術前・術後のMMTの変化を観察し、治療の効果や血腫などの合併症の有無を判断する。
- MMTの測定と同時に、しびれや知覚鈍麻などの神経症状もあわせて観察するとよい。

MMTの実践例

肩関節の屈曲

対応する筋 三角筋、烏口腕筋

❶患者に、腕を前方に肩の高さまで挙げるよう指示する（肩関節90°屈曲）
❷検者はテストする上肢の側に立ち、上腕部に抵抗を与える

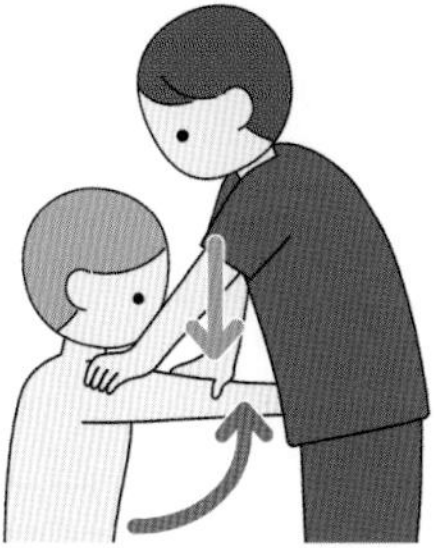

膝関節の伸展

対応する筋 大腿四頭筋

❶患者に座位の状態で膝から先を持ち上げ、床から離すよう指示する。
❷検者は太腿を裏側から保持し、脛に抵抗を与える。

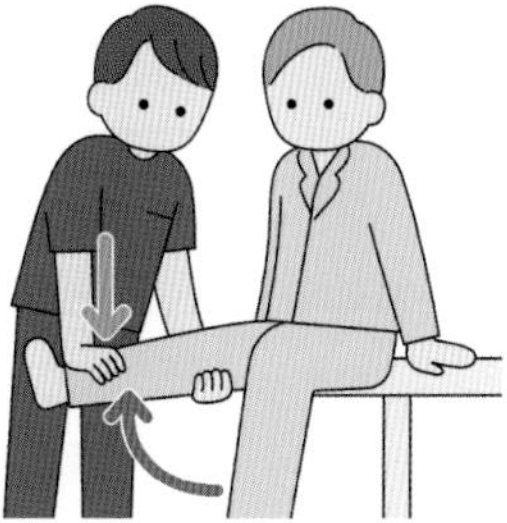

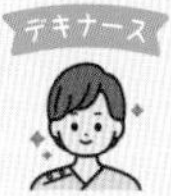
テキナース

- MMTの実施目的や方法を患者に説明し、患者にできるだけ不快感や痛みを感じさせないように配慮する。
- 実際に測定した現在のMMTを退院・転院時に看護サマリに記載することで、継続した看護に役立つ。

頸椎

頸椎椎間板ヘルニア

椎間板の加齢変化のために、内部にある髄核が、それを取り巻く線維輪を破って脊柱管内に突出し、神経根や脊髄を圧迫している状態である。その神経支配域に疼痛やしびれ、さらには知覚鈍麻も引き起こす。

側面から見たところ

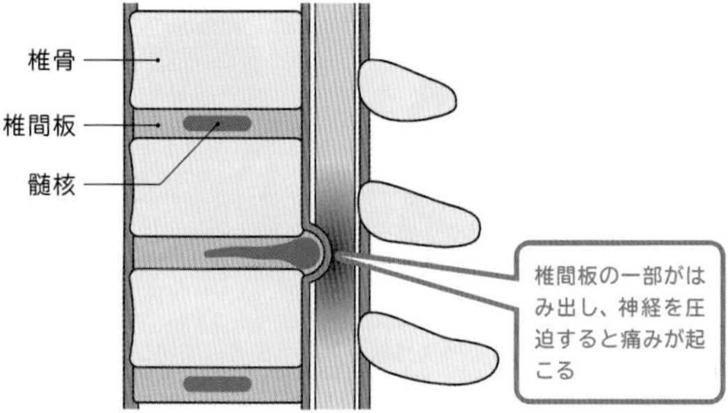
椎骨
椎間板
髄核
椎間板の一部がはみ出し、神経を圧迫すると痛みが起こる

主な原因

- 加齢による椎間板の退行性変化

主な症状

- 神経根の圧迫により、頸部や肩の疼痛、上肢の疼痛やしびれなど
- 脊髄の圧迫により、歩行障害、排尿障害など

POINT

◎ ヘルニアによる神経圧迫では、圧迫を受けた神経の支配域に症状がみられるため、神経支配領域（» p.24）の知識が必要である。

主な検査

MRI	• ほとんどのヘルニアはMRIで診断可能
X線撮影	• 単純X線のみでヘルニアを診断することは困難であるが、鑑別として有用なため必ず行う

主な治療

▶ 保存療法を行っても症状が改善しない場合や、急激な筋力低下、膀胱直腸障害が出現した場合は手術適応となる。

保存療法	薬物療法	• 鎮痛薬、抗炎症薬の投与（≫ p.154） • 神経ブロック治療（神経根ブロック）
	装具療法	• 不安定な頸椎を安定させる（後屈により症状が悪化するのを防ぐ）（≫ p.128）
	生活指導	• 転倒により脊髄損傷のリスクがあるため、環境整備を行う（段差をなくす、物を片づける）
手術療法	前方固定術	• 1椎間のヘルニアであれば、よい適応である • ただし、術後血腫や局所の腫脹に伴う気道閉塞などに注意が必要で、十分な呼吸管理ができる体制を整える必要がある
	後方除圧術	• 椎弓形成術、椎間孔拡大術など • 比較的安全に神経の除圧を行うことが可能
	人工椎間板置換術	• 最近、日本でも承認されて行われるようになってきた • 人工椎間板を用いて、可動性を残す前方手術

前方固定術

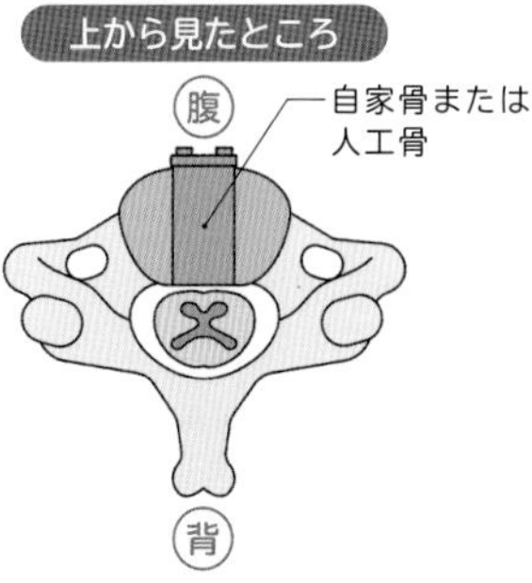
上から見たところ
腹
自家骨または
人工骨
背

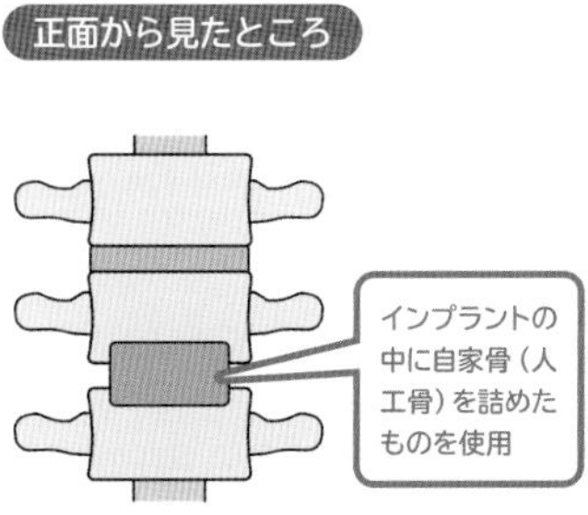
正面から見たところ
インプラントの
中に自家骨（人
工骨）を詰めた
ものを使用

後方除圧術

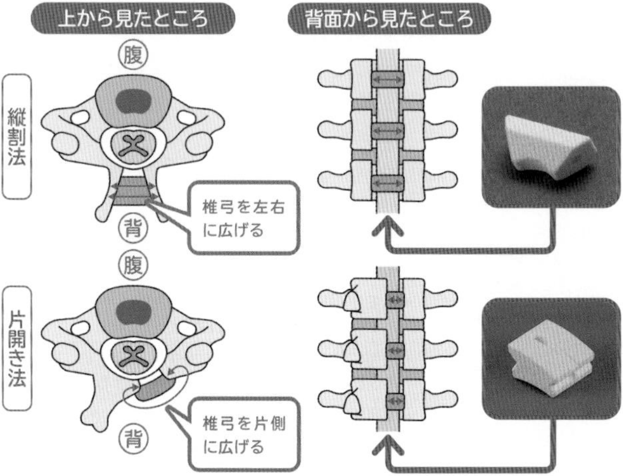
上から見たところ
背面から見たところ
縦割法
腹
背
椎弓を左右
に広げる
片開き法
腹
背
椎弓を片側
に広げる

(写真提供：オリンパス テルモ バイオマテリアル株式会社)

大野啓子：頸椎手術の前方・後方アプローチの適応はどのように違うの？．船橋整形外科病院看護部編著，整形外科ナースのギモン，照林社，東京，2019：113．より引用

看護（ケア、リハビリテーション、装具）

術前の看護

神経症状の把握	• 疼痛の部位と程度 • しびれや知覚障害の部位と程度 • 上下肢の自動運動の筋力評価（MMT » p.46を用いる） • 巧緻運動障害の有無 • 歩行障害の程度 • 膀胱直腸障害の有無 • 神経症状の把握からのADLの援助

ココ知り

膀胱直腸障害

• 脊髄や馬尾神経（» p.19）が障害されると頻尿、残尿感、尿漏れ、便秘など生じることがあり、症状がひどくなると尿失禁や尿閉が起こる。

術後の看護

術後の観察	
術直後～術後12時間	●**頭部挙上位の保持**：頸部からの出血や腫脹を抑制する、誤嚥を予防する ●**咽頭浮腫による気道圧迫の有無、頸部腫脹の有無、創部出血、ドレーンからの流出確認**：帰室時に頸部腫脹がなくても、術後出血などにより経時的に腫脹がみられることがある ●**髄液漏**（性状は透明≫p.118）および、その症状（悪心・嘔吐、頭痛）の観察 ●**発声・痰の喀出状況の確認、痰喀出の介助**：反回神経麻痺による嗄声がないか、痰の喀出がうまくいかないと気道閉塞や肺炎の引き金となる ●**四肢の動き、神経症状の確認**：血腫や術操作による神経の圧迫 ●**C5神経麻痺**：肩の挙上障害 ●**疼痛の評価**（≫p.44）**とコントロール** ●IN-OUTバランス ●バイタルサイン
術後12～24時間	●**頸椎カラー装着の介助**（≫p.128） ●**ストローを使用し、嚥下評価**：初回水分摂取を監視下に行い、嚥下評価をすることによって、誤嚥リスクに応じた対応をとることが可能
術後24～48時間	●**食事摂取評価**：食事開始時に嚥下ができているか評価する、上肢の運動機能の低下によって自力摂取不可の場合は適宜介助する ●**膀胱留置カテーテル抜去後の尿の確認**：自尿がない場合は、適宜導尿を行う ●**靴の着用指導、立位歩行援助**：靴べらを使用して靴を履く指導をする
術後48時間～	●**清潔の確保**：シャワー浴などのケアを行う ●**退院指導**：創部の感染徴候増悪があれば、早めに受診する。症状によって自宅退院が難しければ、患者にとってのゴールを見据えて、多職種による退院支援を行う

ADL拡大時の注意点	
食事摂取	• できるだけ自力摂取できるような体位や食事形態、自助具を選択する • **前方固定術の術後**：頸部腫脹や咽頭の違和感などによって誤嚥のリスクが高くなるため、特に注意が必要。頸部腫脹、痰の量、嚥下状態を観察し、食事が可能か医師に相談する • **食事形態**：食事は嚥下の状態をみながら徐々に形態を常食に近づけていき、とろみがあるほうが嚥下しやすい場合は、とろみ調整食品で水分を調整する • 必要に応じて、言語聴覚士の介入を依頼する
体位変換・ルート管理	• 術後は、創痛やルート類の留置によって自力で動くことができないため、ケアは２人以上で行うことが望ましい • その際、頸椎の回旋やルート類の誤抜去に注意しながら行う • **褥瘡予防**：患者は痛みによって体動が少なくなるため、衣類やシーツのしわで褥瘡ができないように配慮し、皮膚状態を観察する（≫p.27）
早期離床	• **術後初回の起き上がり動作や離床時**：起立性低血圧症状が出現することがあるため、看護師の見守りが必要 • **車椅子への移乗時**：ルート類の抜去に注意し、創痛や筋力低下、神経症状によって下肢の力が入りづらい場合があるため転倒に注意
退院指導	• **装具装着**の指示がある場合、装着期間は医師の指示に従う • **歩行時**は転倒に注意する • **定期外来受診**を行う

ココ知り

C５神経麻痺

- 頸椎手術によって、頸椎の５番目の推体レベルにある神経（C５）が障害されると、腕を上げる（三角筋）、肘を曲げる（上腕二頭筋）といった動作で筋の麻痺がみられる。

頸椎カラー装着時のポイント

よい例

- 頸椎が圧迫されすぎないよう、指1〜2本分の隙間を空けるようにする
- 下顎がカラーの上端にしっかり乗っている

悪い例

- カラーがゆるんでおり、下顎がカラーの中に入り込んで、頸椎が完全に固定されていない

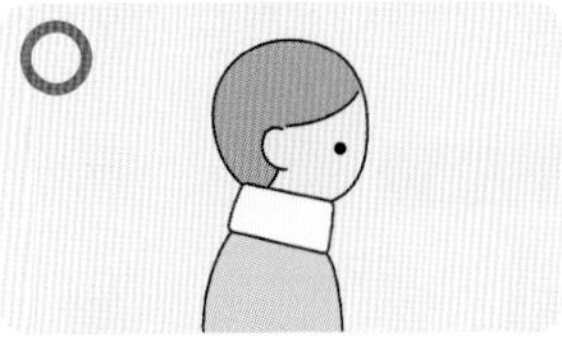

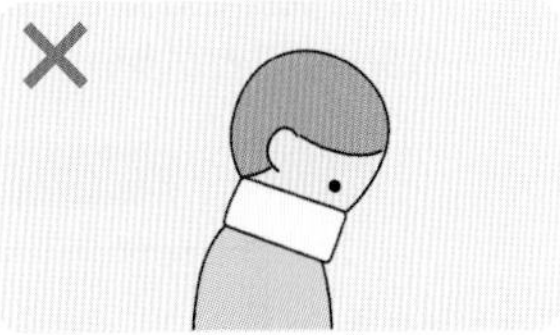

デキナース

- 患者によって神経症状の出現はさまざまであるため、その人のADLに合わせた援助を行っていくことが必要。
- 血腫による神経症状の増悪（しびれの悪化、麻痺の出現など）を疑う場合は、医師に診察を依頼する。
- 緊急で血腫除去術を行うこともあるため、緊急手術に備えて、絶飲食時間や最終排泄時間の確認、手術に伴う注射薬などの準備を行う。患者に対しても、手術に備えて絶飲食であることを説明する。
- ドレーンからの排液量が多い、または極端に少ない場合は、医師に報告する。
- 多椎間の手術の際は、抜管せずに呼吸管理のために集中治療室（ICU）へ入室することもある。気道閉塞時はまず酸素投与を行い、ドクターコールをする。医師が下顎挙上操作やエアウェイによる気道確保、マスク換気を実施できるよう救急カートを準備する。緊急コールで応援を要請する。緊急時に対応できるよう、これらの必要物品の用意や対処方法についてシミュレーションしておくとよい。

頸椎後縦靭帯骨化症（OPLL）

脊椎椎体の後面を連結する後縦靭帯の骨化による脊柱管狭窄により、脊髄の圧迫障害をきたす。骨化型は連続型、分節型、混合型、その他型に分類される。
外傷で発症し急激な脊髄麻痺に陥ることもある。糖尿病を合併することが多い。

側面から見たところ

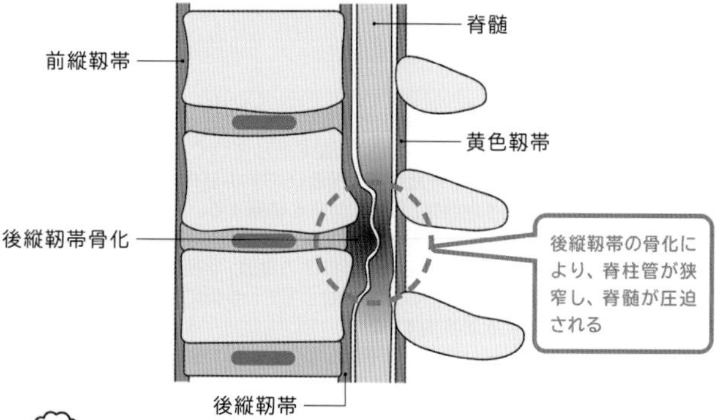
脊髄
前縦靭帯
黄色靭帯
後縦靭帯骨化
後縦靭帯の骨化により、脊柱管が狭窄し、脊髄が圧迫される
後縦靭帯

POINT

- 骨化が大きくなると、後縦靭帯骨化の占める割合が大きくなり、脊髄は常に強い圧迫を受けている状態になる。そのため、転倒などの軽い外力でも脊髄損傷をきたすことがある。

主な原因

- 外傷
- 糖尿病と肥満が成因の１つに挙げられる

主な症状

- 上下肢の知覚障害や疼痛
- 手指の巧緻運動障害（» p.55）
- 歩行障害
- 膀胱直腸障害　など

POINT

- OPLLは厚生労働省によって難病法（難病の患者に対する医療等に関する法律）による指定難病とされている。

主な検査

単純X線	• 側面像で骨化巣を認める、骨化が疑われた場合はCT撮影が必要になる
CT	• 小さい骨化巣や詳細な骨化形態が抽出でき、三次元的な骨化形態の評価も可能
MRI	• 骨化巣による脊髄圧迫の評価を行う

主な治療

保存療法	薬物療法	• プレガバリン（リリカ、適応は神経障害性疼痛など） • メコバラミン（メチコバール、適応は末梢性神経障害）
	装具療法	• 不安定な頸椎を安定させる（後屈により症状が悪化するのを防ぐ）
	生活指導	• 転倒により脊髄損傷のリスクがあるため、環境整備を行う（段差をなくす、物を片づける）
手術療法		• 椎弓形成術、後方除圧術（» p. 50）、前方固定術（» p. 49）が選択される • 靱帯骨化のサイズや頸椎のアライメント（前弯・後弯）、頸椎の可動性などによって術式を選択する • 椎弓形成術は術式としては一番シンプルだが、靱帯骨化の脊柱管占拠率が高い場合や、アライメントが後弯の場合は手術成績が不良とされている

ココ知り

巧緻運動障害

- 手指の細かい運動が障害されることで、字がうまく書けない、箸が使いづらい、ボタンが扱いづらい、などの障害を生じること。

骨化巣

- 靱帯などの組織の一部が骨に変わってしまった部分のこと。

看護（ケア、リハビリテーション、装具）

術前の看護

神経症状の把握	• 疼痛の部位と程度（» p.44） • しびれや知覚障害の部位と程度 • 上下肢の自動運動の筋力評価（MMT〈» p.46〉を用いる） • 歩行障害の程度 • 膀胱直腸障害の有無 • 神経症状の把握からのADLの援助

術後の看護

術後の観察	
術直後～術後12時間	• **四肢の動き、神経症状の確認**：術後の麻痺で頻度が高く注意すべきものは硬膜外血腫とインプラントの誤挿入による神経損傷があるため、早期に対応することが大切 • **皮膚状態の観察**：長時間、腹臥位になることで表皮剥離などのトラブルが生じやすい • そのほか、「頸椎椎間板ヘルニア」と同様（» p.51）
術後12～24時間	» p.51
術後24～48時間	» p.51
術後48時間～	• **移植骨の脱転（前方固定術）**：前屈により、ずれやすい » p.51
ADL拡大時の注意点	
体位変換・ルート管理	• 術後は、創痛やルート類の留置によって自力で動くことができないため、ケアは2人以上で行うことが望ましい • その際、頸椎の回旋やルート類の誤抜去に注意しながら行う • **褥瘡予防**：患者は痛みによって体動が少なくなるため、衣類やシーツのしわで褥瘡ができないように配慮し、皮膚状態を観察する（» p.27）

早期離床	• **術後初回の起き上がり動作や離床時**：起立性低血圧症状が出現することがあるため、看護師の見守りが必要 • **車椅子への移乗時**：ルート類の抜去に注意し、創痛や筋力低下、神経症状によって下肢の力が入りづらい場合があるため転倒に注意（» p.143）
退院指導	• **装具装着**の指示がある場合、装着期間は医師の指示に従う（» p.128） • **歩行時**は転倒に注意する • **定期外来受診**を行うこと

デキナース

• 血腫による神経症状の増悪（しびれの悪化、麻痺の出現など）を疑う場合は、医師に診察を依頼する。
• 創部痛が強い場合は、我慢させると血圧上昇や術後出血増加につながるため、創部痛対策を十分に行う。

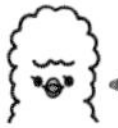

POINT

⊙ 糖尿病や肥満を合併していることが多いため、血糖値や体重管理について、患者本人の認識を確認する。

⊙ 血糖コントロールの不良によって、創部の治癒遅延などにもつながるため、入院中から食事や服薬、運動について指導することが大切である。

頸椎症性脊髄症

加齢による頸椎の変化により、椎体や椎間板が変性し、骨棘の形成によって頸髄が圧迫を受けて脊髄症状を呈した状態。特徴として、初発症状はしびれが多く、四肢に現れる。

側面から見たところ

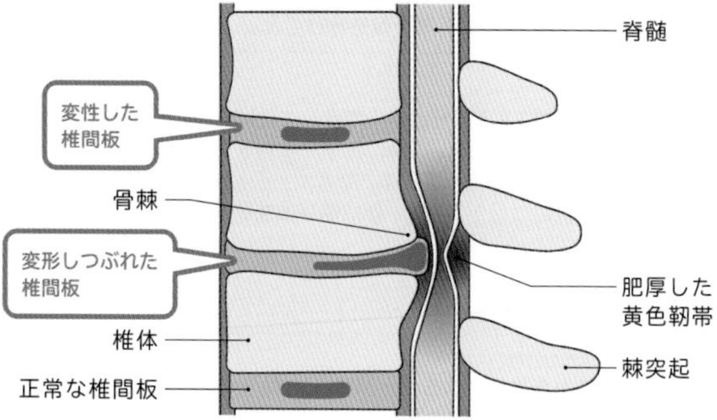
脊髄
変性した
椎間板
骨棘
変形しつぶれた
椎間板
肥厚した
黄色靭帯
椎体
棘突起
正常な椎間板

主な分類

- 頸椎症のなかで、脊髄症状があるものを頸椎症性脊髄症、神経根症状があるものを頸椎症性神経根症という。
- 神経根症では片側の上肢症状を呈し、肩甲・背部、上肢の疼痛やしびれ、感覚障害、脱力感などがみられる。

主な原因

- 加齢による頸椎の変化

主な症状

- 四肢の感覚障害やしびれ、疼痛
- 手指の巧緻運動障害
- 歩行障害
- 膀胱直腸障害　など

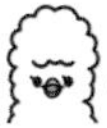

POINT

◎ 頸椎症性神経根症では、片側の上肢症状を呈し、肩甲・背部、上肢の疼痛やしびれ、感覚障害、脱力感などがみられる。

主な検査

単純X線	●側面像で骨棘や発育性狭窄、前後屈像での椎体のすべりの変化などを確認
CT	●骨棘の広がりや椎間孔部の骨性形態の把握が可能
MRI	●脊髄圧迫や脊髄扁平化を認めれば、頸椎症性脊髄症の可能性が高い ●ただし、圧迫因子の同定には限界があるため、単純X線やCTなどから総合的に判断する必要がある

主な治療

保存療法	»p.55
手術療法	●多くの症例で椎弓形成術が選択される ●関節リウマチ、透析脊椎症、アテトーゼ型脳性麻痺など、特殊な症例では金属製のインストゥルメンテーション固定を追加し、後方除圧固定術とすることが多い。ただし、固定術は椎弓形成術に比べ、術後のC５神経麻痺の確率が高くなるので注意が必要 ●多椎間でも可能で脊柱管を広げられるため、多椎間に狭窄を認めるケースに有利であり、広範囲の除圧ができる。合併症として、硬膜外静脈叢からの出血、頸部痛が挙げられる

看護（ケア、リハビリテーション、装具）

術前・術後の看護

- 入浴時は前屈位をとらないようにする
- その他（»p.51）

テキナース

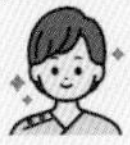

- 患者によって神経症状の出現はさまざまであるため、その人のADLに合った援助を行っていくことが必要。
- 血腫による神経症状の増悪時（しびれの悪化、麻痺の出現など）は、医師に診察を依頼する。

肩腱板断裂

年齢的な変化で徐々に腱板が擦り切れる、外傷（転倒やスポーツ）によって直接打撲をした際に、腱板断裂が生じる。

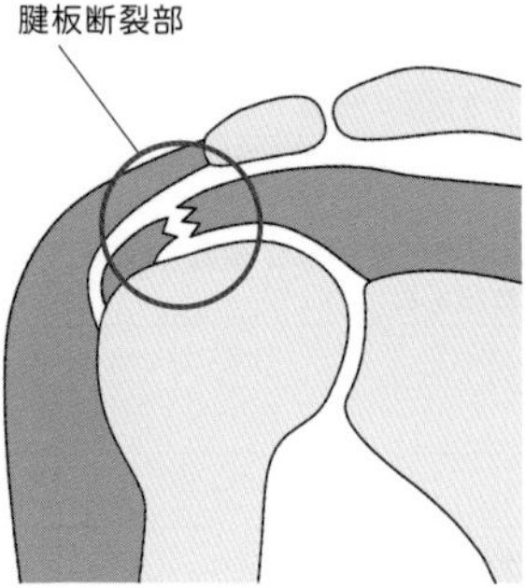
腱板断裂部

腱板断裂（MRI）

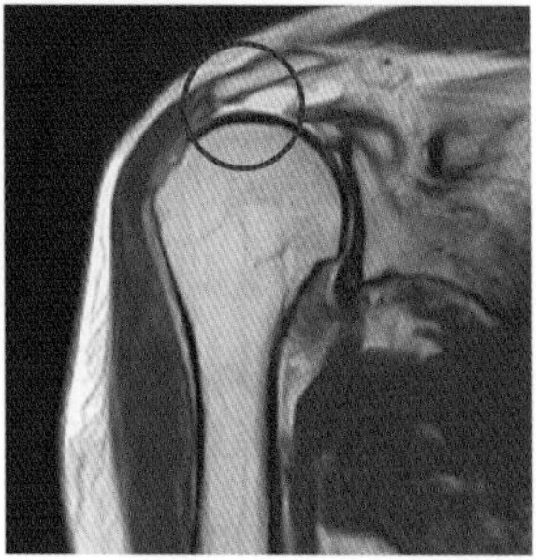

- 右肩完全断裂
- 丸で囲んだ部分が断裂部

分類

- 断裂の程度により、完全断裂と不完全（部分）断裂がある。

主な原因

- 加齢に伴う退行性変性
- 外傷

主な症状

- 疼痛、肩の挙上困難、夜間痛（≫p.62）

ココ知り

- 40歳以上の男性（男性62%、女性38%）で、右肩に好発する。発症年齢のピークは60歳代。

検査と診断

診察	下記の点を調べる ・肩が挙上できるか ・拘縮があるか ・肩を挙上して肩峰の下で軋轢音があるか
X線撮影	肩峰と骨頭の間が狭くなる
MRI	骨頭の上方の腱板部分に断裂がみられる

ココ知り

腱板

- 棘上筋・棘下筋・小円筋・肩甲下筋の４つの腱が肩関節を補強する構造となっている。

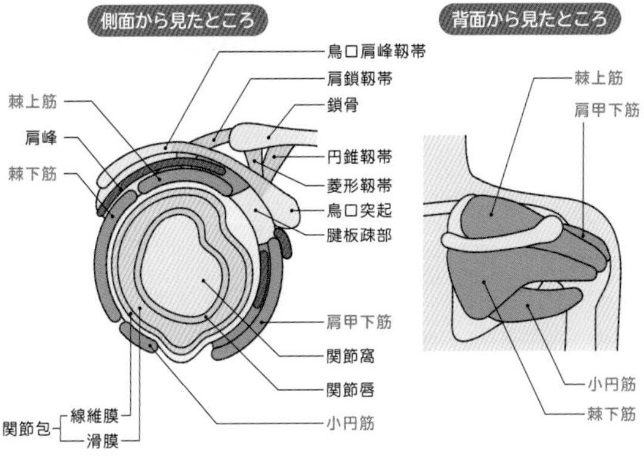

側面から見たところ
烏口肩峰靭帯
肩鎖靭帯
鎖骨
棘上筋
肩峰
棘下筋
円錐靭帯
菱形靭帯
烏口突起
腱板疎部
肩甲下筋
関節窩
関節唇
小円筋
関節包
線維膜
滑膜
背面から見たところ
棘上筋
肩甲下筋
小円筋
棘下筋

治療

- リハビリテーションや疼痛コントロールを行い、それでも疼痛が改善しない場合に手術を行う。

保存療法	• 消炎鎮痛薬の内服 • 注射療法 肩関節周囲炎を併発して夜間痛がある場合、肩峰下滑液包内への水溶性ステロイドと局所麻酔薬を注射投与する。糖尿病があれば、ヒアルロン酸注射に変更する • リハビリテーション
手術療法	• 鏡視下腱板修復術（ARCR） • リバース型人工関節置換術（RSA）：広範囲の断裂で修復が困難な場合（» p.66）

ARCR内視鏡術の実際

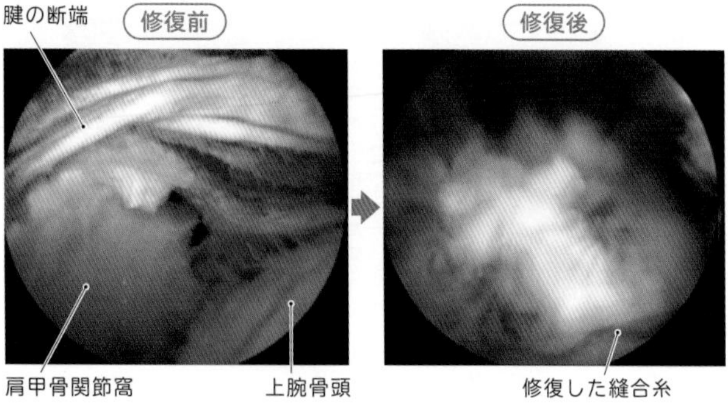
腱の断端
修復前
修復後
肩甲骨関節窩
上腕骨頭
修復した縫合糸

• 断裂して大きな穴が開いているため、上腕骨頭、肩甲骨関節窩が見えている

• 腱板修復術後、断裂部の穴がなくなっている

POINT

◎ 肩の痛みがあり、腱板断裂が確認された患者の反対側の肩には約４割に腱板断裂が認められている報告がある。必ず痛くなったり、動きが悪くなるとは限らない。

看護

<table>
<tr><td>術後の観察</td><td>

- 創周囲の腫脹・熱感・発赤の有無
- しびれや知覚鈍麻の有無
  - 肘にある尺骨神経が装具に当たることで、小指・環指（薬指）のしびれや知覚鈍麻が出現することがある
  - 装具の装着方法を見直し、改善がみられなければ医師に報告する
- 疼痛の有無・程度・疼痛コントロールの実施
- 基本的に術当日から離床可能となるため、初回離床時は起立性低血圧症状に注意する

</td></tr>
<tr><td>日常生活の援助</td><td>

- 外転装具（≫p.131）は術後約３～４週間使用する（装具の装着期間は医師の指示を確認する）
  - **シャワー時**：装具の代用となるものを使用する（シャワーの開始は医師の許可を確認する）

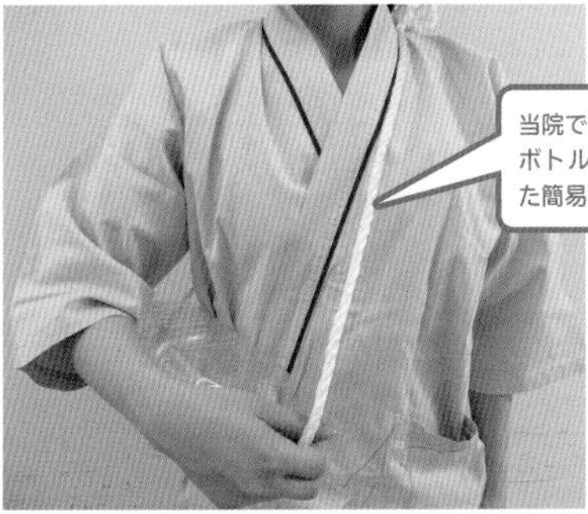

当院では２Lのペットボトルにひもを通した簡易装具を使用

- 自動運動は術後４～６週以降に可能となる。それ以前に自身で挙上や荷重を行うことで再断裂の可能性があることを説明する。
  - **更衣**：健側から脱ぐ、患側から着ることが必要である。またそのほかボタンのかけ外しや装具の着脱は疼痛状況や理解度に合わせて徐々に指導を行う

</td></tr>
</table>

日常生活の援助	●臥床時は肩が伸展すると疼痛が増強するため、ベッドアップで就寝することや、タオルやクッションにて体位調整を行う 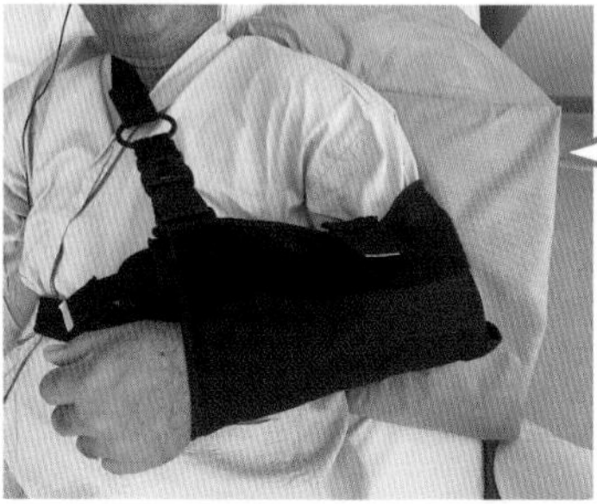 肩甲帯から肘関節にかけてクッションを入れて、肩関節の伸展を防ぐ ●患肢が利き手の場合、利き手交換の練習を行う ・**食事**：スプーンやフォークの使用の練習 ●可能であれば食事形態を変更する ・**主食**：おにぎり、**副食**：魚骨抜き、果物皮むき、など

テキナース

- ARCRの術後は、再断裂予防のための患者指導が重要である。
- 手術後の再断裂の可能性があることを説明したうえで、術前に以下のことを指導する。
  - 肩装具や衣服の着脱練習
    更衣：「健側から脱ぐ」「患側から着る」ことを説明する
    肩装具：装着方法の説明と練習を行う（» p.131）
  - 術後に患肢の手や肘をついて立ち上がらない、患側を下にして就寝しないことを説明する

変形性肩関節症

脱臼や骨折などの外傷または加齢などにより、肩関節の軟骨がすり減っていく疾患。軟骨の量が減ると骨同士がこすれ合うことになり(関節裂隙〈すきま〉が消失)、可動域制限や疼痛をきたす。

単純X線撮影

正面像、右肩

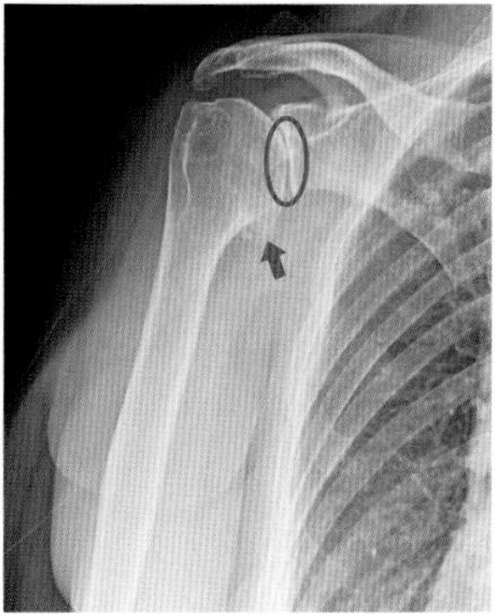

- 関節裂隙の狭小化(丸で囲んだ部分)と上腕骨頭内側下方の骨棘(矢印部)を認める

主な原因

- 脱臼や骨折などの外傷または加齢などにより、肩関節の軟骨がすり減っていくことで発症する。
- 長年治療のためステロイドを内服していることでも発症する。
- 腱板の断裂が進行することによっても生じる。

主な症状

- 肩関節の変形、疼痛、腫脹、可動域制限

主な検査

単純X線撮影	関節裂隙の狭小化、上腕骨頭や肩甲骨関節窩の変形、骨棘形成が認められる
その他の画像検査	MRI、CT

POINT

- 膝関節や股関節に比べると、変形性肩関節症は発症頻度が少ない。
- 一方で、腱板断裂に伴う腱板断裂性肩関節症の頻度は高い。
- 上腕骨頭のみ変形をきたすこともある。外傷や長年治療のためのステロイドを内服して起こる上腕骨頭壊死のケースが多いが、原因不明のものもある。

治療

保存療法	• 非ステロイド抗炎症薬（NSAIDs）の内服 • ヒアルロン酸関節内注入 • リハビリテーション
手術療法	• 人工骨頭置換術（上腕骨の骨頭のみ） • 人工肩関節置換術（TSA） • リバース型人工肩関節置換術（RSA、腱板断裂を伴う場合に用いる）

TSA術後（単純X線撮影）

正面像、右肩

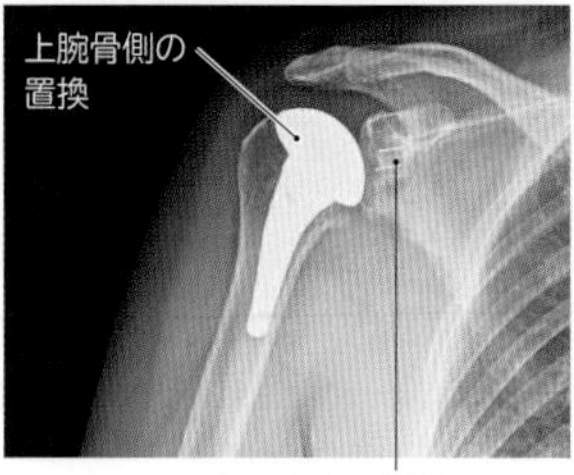
上腕骨側の置換
肩甲骨側の置換
（セメントが見えている）

RSA術後（単純X線撮影）

正面像、右肩

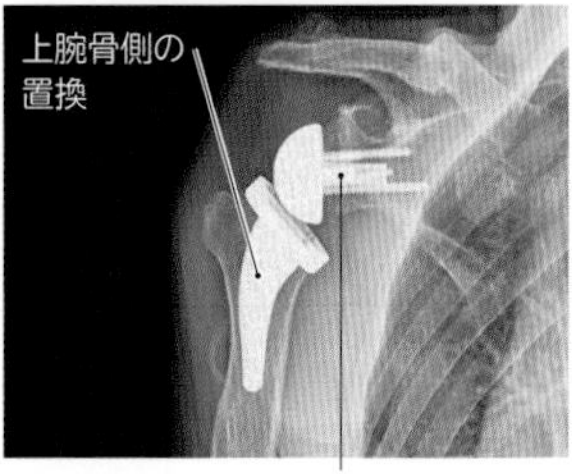
上腕骨側の置換
肩甲骨側の置換
（骨頭が肩甲骨側になる）

人工骨頭置換術後（単純X線撮影）

正面像、右肩

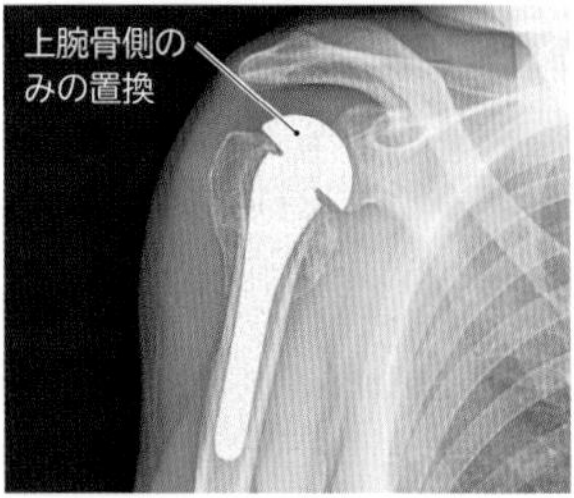
上腕骨側のみの置換

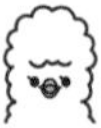

POINT

◎ すべての術式において、肩甲骨側と上腕骨側が向かい合い、脱臼していないか確認する。

郵便はがき

料金受取人払郵便

小石川局承認

8069

差出有効期間
2026年4月
20日まで

（このはがきは、
切手をはらずに
ご投函ください）

112-8790
065

（受取人）
東京都文京区
小石川二丁目三一二三

照林社
書籍編集部行

□□□-□□□□　TEL　　－　　－

都道府県　　市区郡

（フリガナ）

お名前

年齢　　歳

あなたは　1.学生　2.看護師･准看護師　3.看護教員　4.その他（　　　）

学生の方　1.大学　2.短大　3.専門学校　4.高等学校　5.その他（　　　）
1.レギュラーコース　2.進学コース　3.准看護師学校

臨床の方　病棟名（　　　）病棟
1.大学病院　2.国立病院　3.公的病院（日赤、済生会など）　4.民間病院（医療法人など）　5.その他（　　　）

その他の所属の方　所属先　1.保健所　2.診療所　3.介護施設　4.その他（　　　）

今後、出版物（雑誌・書籍等）のご案内、企画に関係するアンケート、セミナー等の案内を希望される方はE-mailアドレスをご記入ください。

E-mail

ご記入いただいた情報は厳重に管理し第三者に提供することはございません。

『Cocco mina　整形外科』

愛読者アンケート

(200589)

★アンケートにお答えいただいた方、先着100 名様に
オリジナルクリアファイルをプレゼント！

★ご愛読ありがとうございました。今後の出版物の参考にさせていただきますので、アンケートにご協力ください。

●現在、看護師になって何年目ですか？
1. 1年目　2. 2〜4年目　3. 5年目以上

●本書はどのようにして購入されましたか？
1. 書店で　2. インターネット書店で　3. 学会等の展示販売で
4. その他（　　　　　　　　　　　　　　　）

●本書を何でお知りになりましたか？(いくつでも)
1. 書店で実物を見て　2. 病院・学校から紹介されて
3. 友人・知人に紹介されて　4. 書店店員に紹介されて　5. チラシを見て
6. エキスパートナース・プチナースの広告を見て　7.SNS で
8. インターネットで調べて　9. その他（　　　　　　　　　　　　　　）

●本書をごらんになったご意見・ご感想をお聞かせください。
表紙は（よい　悪い）　定価は（高い　普通　安い）
本の大きさは（ちょうどよい　小さすぎる）

●本書で役立った内容を具体的にお教えください。

●本書で足りなかった点、今後追加してほしい内容を具体的にお教えください。

●今後あなたが欲しいと思う本の内容・テーマは何ですか？

ご回答ありがとうございました。ご記入いただいた内容は、個人が特定されない範囲で書籍の広告宣伝等に使用させていただくことがございます

後療法

▶ 外転装具（≫ p.131）は３週間装着する（医師の指示を確認する）。

看護

▶ 術後の観察、日常生活の援助に関しては肩腱板断裂（≫ p.63）と同様。
（日常生活の援助の自動運動に関する記載を除く）

術後合併症の観察・患者指導

感染	• 術後早期に発症するものと、手術部位感染（SSI）や血行性の要因で遅発性に発症するものがある • 発熱が続いている、創部の感染徴候（熱感・腫脹・発赤・滲出）がある場合は、医師への報告が必要
脱臼	• 術後の後療法を守ることが重要であり、患者への指導が必要である ・術後４週まで挙上はしない ・重いものは持たない ・腕を後ろにもっていく、ブラジャーのホックをかけるなどの結帯動作は禁止 ・患側を下にして就寝しない

ココ知り

手術部位感染（SSI）

• 手術を行った皮膚や深部臓器、体腔などが、手術中に汚染を受けることで生じた感染症のこと。手術後30日以内（人工関節などのインプラントがある場合は90日以内）に発症した場合を指す。

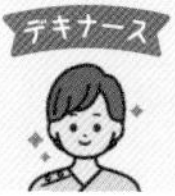
デキナース

• 人工肩関節置換術後は感染徴候に注意する。入院中の創部の観察、患者にも退院指導が必要である。

禁忌肢位

- 術後早期（３か月まで）は、無理な外旋、伸展、結帯動作はしない

	上から見たところ	正面から見たところ
肩関節の外旋位	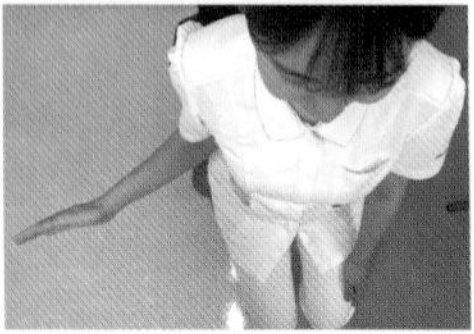	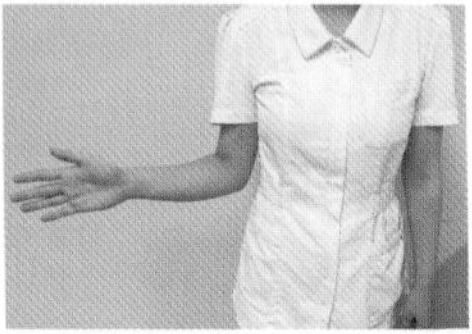
肩関節の伸展位	・後ろにある物を取るときは、伸展して取らないように注意する	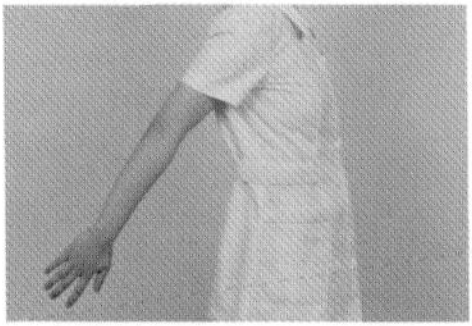
肩関節の伸展・内旋位	**結帯動作** ・結帯動作とは、手を身体の後ろに回して、着物の帯を後ろで結ぶ動作のこと ・ブラジャーの着脱やエプロンのひもを結ぶ、トイレで殿部を拭く、背部や殿部を洗う動作などの際に注意する	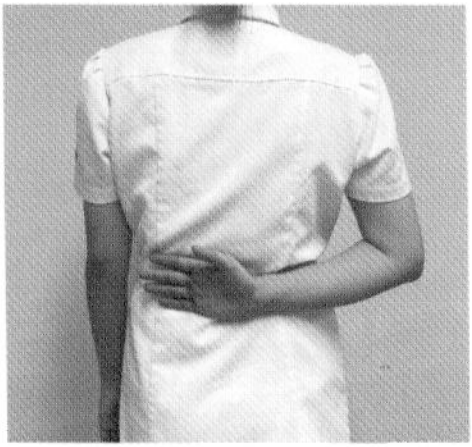

退院指導

- 外転装具は術後３週間装着する。術後４週間は肩関節を挙上しない
- 脱臼のリスクがあるため、禁忌肢位に注意する
- 患肢の手や肘をついて立ち上がらない
- 患側を下にして就寝しない
- 創部の感染徴候を十分観察する
- 人工関節の耐久年数は20〜30年といわれている。人工関節の摩耗やゆるみなどが生じることがあるので、定期的に受診するよう説明する

反復性肩関節脱臼

外力が肩関節に加わることによって生じる。脱臼の回数を増すごとに、微力な外力で起こるようになり、寝返りのような日常生活動作でも脱臼が起こりやすくなる。これを反復性肩関節脱臼と呼ぶ。

前方脱臼した肩関節
（単純X線撮影）

正面像

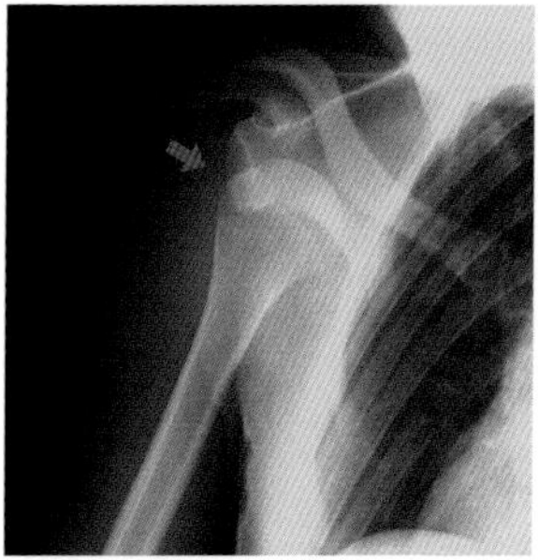

正常な肩関節
（単純X線撮影）

正面像

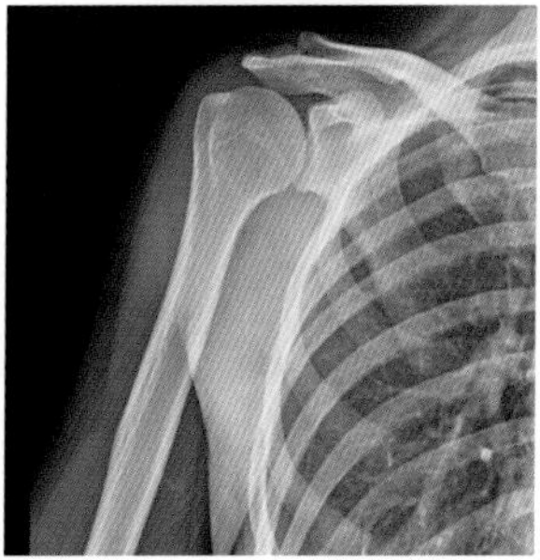

主な分類と原因

外傷性肩関節脱臼	• ラグビーやアメリカンフットボール、柔道などのスポーツや転倒 • 交通事故による脱臼など、外力が肩関節に加わることによって生じる
非外傷性肩関節脱臼	• 生まれつき肩関節がやわらかく、脱臼しやすい

ココ知り

- 肩関節は人体で**最も広い可動域**をもつ反面、最も脱臼しやすい関節である。
- 脱臼は主に**前方**である。

主な症状

- 脱臼する方向によって異なる。
- 前下方に脱臼している場合は、外転・外旋する動作に対する不安感、肩関節前方の不安定感と圧痛がある。

検査と診断

診察	• **脱臼時**：前下方脱臼時には上腕骨頭が触れる • **脱臼していないとき**：脱臼の既往がある、前下方脱臼する反復性肩関節脱臼では外転・外旋する動作で不安感や圧痛がある
X線撮影	• 2方向撮影、内旋位前後方向撮影での骨頭の陥凹
造影MRI・CT	• 軟部組織の損傷、骨性の損傷程度の評価

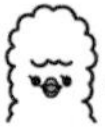

POINT

初回の肩関節脱臼の年齢が若いと、反復性脱臼に移行しやすいといわれている。10歳代に初回脱臼した場合80～90%が再発するが、40歳代以降の初回脱臼ではほとんど再発しない。

治療

- 脱臼を整復すれば生活は可能だが、日常生活やスポーツなどで脱臼をくり返し、活動が制限される場合は手術が必要である。

保存療法	• 徒手整復術
手術療法	• 関節鏡視下バンカート修復術

関節鏡視下バンカート修復術

側面から見たイメージ

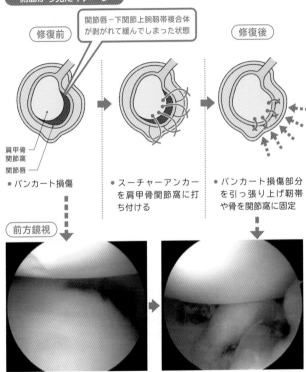

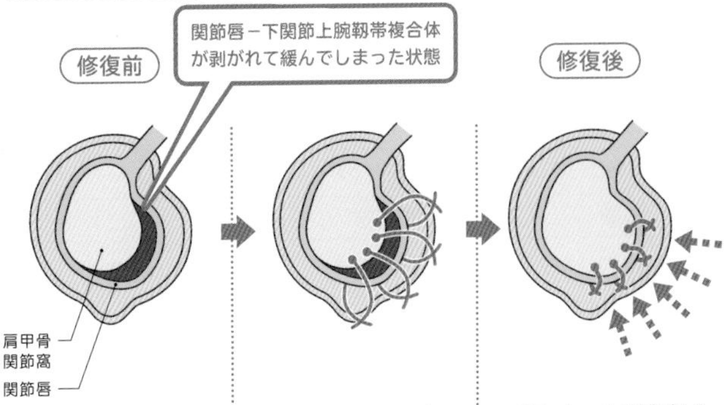
修復前
関節唇－下関節上腕靭帯複合体
が剥がれて緩んでしまった状態
修復後
肩甲骨
関節窩
関節唇

- バンカート損傷

- スーチャーアンカーを肩甲骨関節窩に打ち付ける

- バンカート損傷部分を引っ張り上げ靭帯や骨を関節窩に固定

前方鏡視

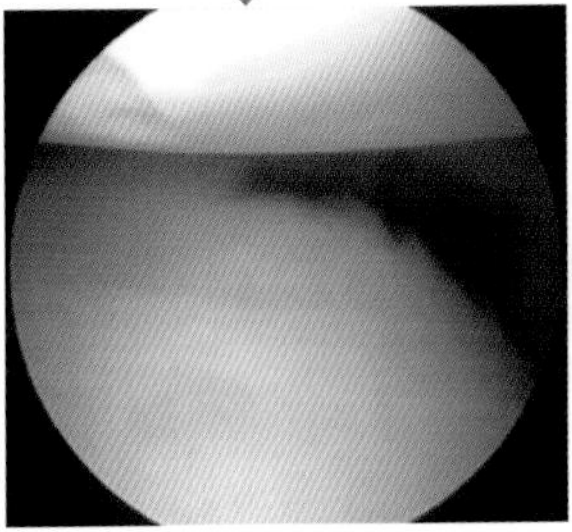

- 前方鏡視にて、前方～前下方のバンカート病変を認める

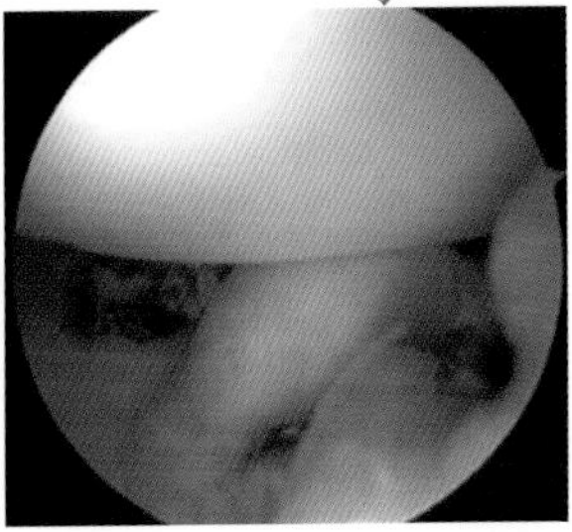

- 前方鏡視にて、修復された関節唇・関節包を認める

関節鏡視下バンカート修復術の術後スケジュール

術直後～3週	● 術直後から装具の装着 ● 術翌日からリハビリテーション開始 ● 肩関節の外旋位（≫p.68）は禁止➡外旋した場合、縫着した部分に負荷がかかり再脱臼を生じさせてしまう
3～5週	● 画像検査により損傷部の状態に応じて、自動運動開始
12週以降	● 筋力トレーニングや軽作業
6か月以降	● 本格的な仕事やスポーツの復帰

看護

▶ 術後の観察、日常生活の援助に関しては肩腱板断裂（≫p.63）と同様。（日常生活の援助の自動運動に関する記載を除く）

患者指導

脱臼	● 術後の後療法を守ることが重要であり、患者への指導が必要である ・腕を後ろに持っていく結帯動作や、ブラジャーのホックをかける動作、過度の外旋動作は禁止（≫p.68） ・患肢の手や肘をついて立ち上がらない ・患側を下にして就寝しない

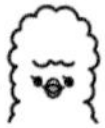

POINT

⊙ 関節鏡視下バンカート修復術は入院期間が数日～1週間程度であり、また若い年齢での手術が多い。そのため、可能であれば入院時に家族と一緒に装具の着脱や更衣の方法、再脱臼に注意が必要であることを指導する。

関節鏡視下バンカート修復術後に行う退院指導

- 肩の可動域を改善させるために、リハビリテーションは継続していく
- 装具の着脱、更衣方法は患者と家族に指導する
- 装具の装着は、医師の許可が出るまで継続する
- 可動域制限は医師の指示を守り、リハビリテーション以上の運動をしない
- 仕事やスポーツへの復帰は外来受診時に医師へ確認する
- 装具が外れても2～3か月は患肢で重いもの（約5kg以上）を持たない

橈骨遠位端骨折

転倒した際に手をつく、交通外傷などによる強い外力が加わったときに、橈骨の手首のところ（遠位端）で起こる骨折。

単純X線撮影（右手）

正面像

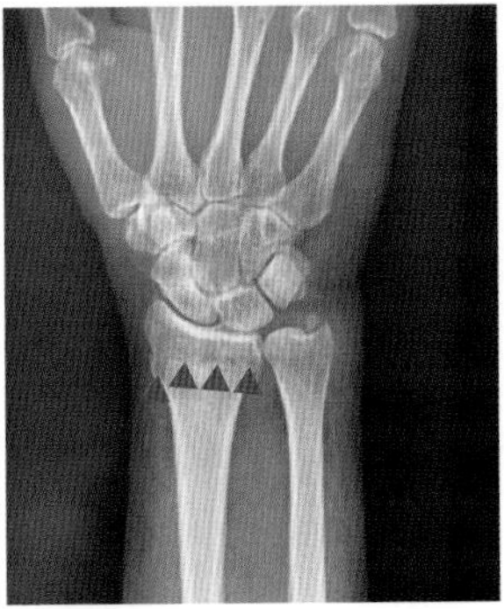

側面像

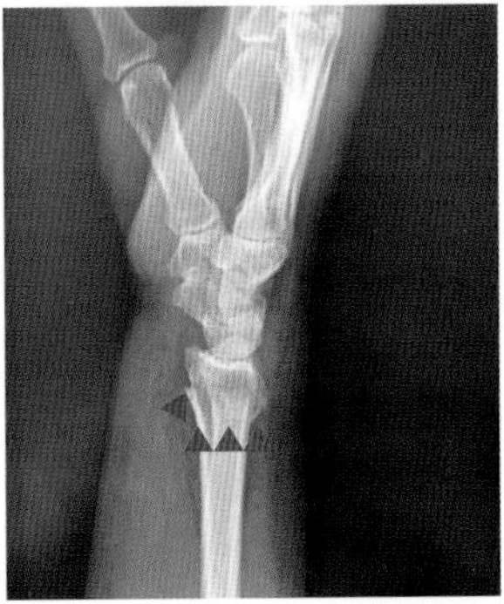

主な原因

- 転倒、外傷などによる強い外力
- 特に閉経後の中高年以降の女性では、骨粗鬆症により骨が脆くなっているため、発症率が高い

主な症状

- 手関節の疼痛、腫脹、変形
- 手指のしびれ

ココ知り

- 橈骨の手掌側を走っている正中神経が、骨折した骨や腫脹により圧迫されると、母指から環指にかけての感覚障害が出現する。

検査と診断

▶ X線撮影で橈骨遠位端の骨折線を確認する。

治療

▶ 骨折の安定性や年齢により、治療法の適応が異なる。

骨折の安定性	安定型骨折 （良好な整復位で安定している）	保存療法 ・徒手整復術 ・ギプス固定術（» p.139）
	不安定型骨折	手術療法 ・観血的整復内固定術 ・経皮的鋼線固定術 ・創外固定術
年齢	小児	● 転倒やスポーツによる骨折が多い ● 骨癒合がよく、ある程度曲がって癒合しても、徐々に自然と本体の形に戻っていく（リモデリング） ● 保存療法で治ることが多い
	成人	● 高所からの転落やバイクなど、高エネルギーによる骨折が多い ● 骨折のずれが大きく、手術を行わないと後遺症になりやすい
	高齢	● 玄関や布団の縁でつまずいたといった転倒による骨折が多い（高齢期は骨粗鬆症が関係している） ● 骨折のずれが少なければ、保存療法で治療する

POINT

⊙ 伝達麻酔で手術を受けた場合、感覚鈍麻や運動障害が起こるため、麻酔から十分に回復するまでは、下記の目的で三角巾を使用する。

- 患肢をぶつけるのを予防する
- 腫脹を予防する
- 安静を保つ

⊙ 長期にわたり三角巾を使用していると肩や肘関節の拘縮になるため、適宜外して自動運動を行う。

保存療法：徒手整復術・ギプス固定術

単純X線撮影（右手）

正面像

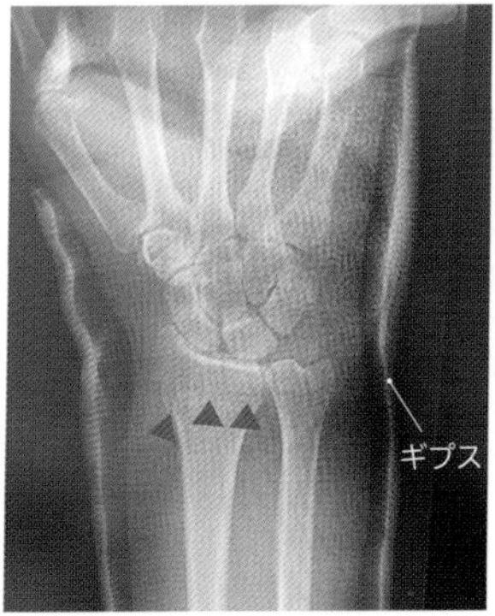
ギプス

側面像

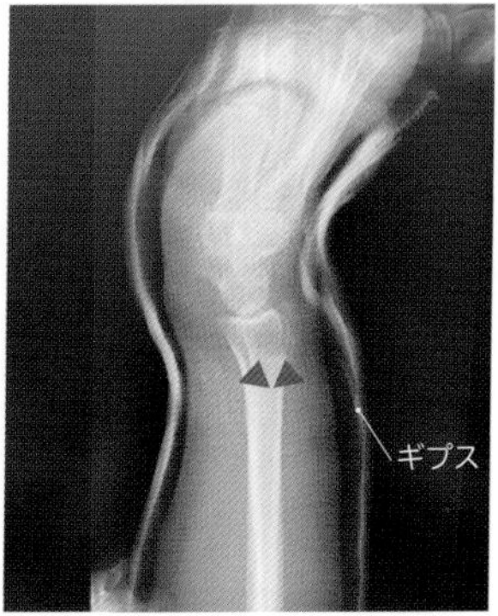
ギプス

観血的整復内固定術

単純X線撮影（右手）

正面像

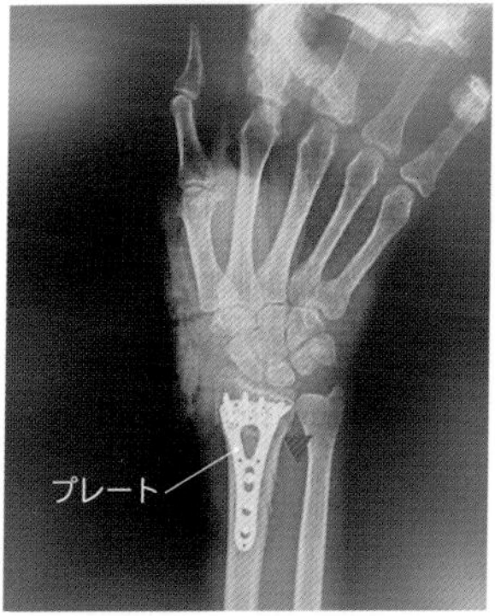
プレート

側面像

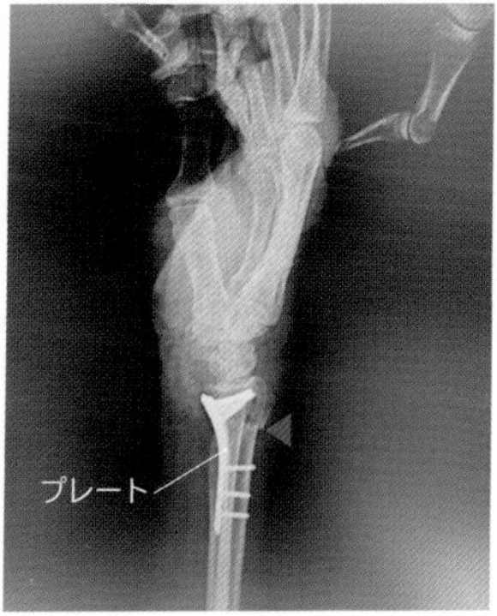
プレート

看護

症状の観察	●疼痛コントロール：保存療法・手術療法であっても疼痛は伴うため、体位の調整や鎮痛薬の使用状況などを確認する ●神経症状の有無：術前からのしびれ、ギプスの圧迫によるしびれなど、増強の有無がないかを確認する ●ギプス使用時の観察（≫p.140）
日常生活援助	●利き手の受傷の場合、健側での食事の際はスプーンやフォークの使用を勧める ●転倒による受傷が原因であった場合は、患者へ転倒予防の指導を行うとともに環境整備を行う ●ギプス使用時はビニール巻きをし、濡らさないようにシャワー浴を行う。また患肢で届かない範囲はボディブラシの購入・使用を勧める ●手術により、患肢の腫脹が増強するため、患肢の挙上とアイシングを行うよう指導する（患部は心臓より高く、就寝時は枕を使用し挙上する） ●手指の拘縮予防のため、手指の可動域訓練を行うよう指導する ●ギプス内がかゆい場合は、とがったもので掻くと皮膚を傷つけるため避ける。冷却スプレーやアイシングで対応する ●荷重をかけないよう重いものを持ったり、立ち上がりの際に手をつかないよう指導する

デキナース

- 三角巾を使用することで歩行時はバランスを崩し、再転倒リスクが高い。歩行状態の評価も重要である。
- 靴はサイズが合ったもので、踵まで入れる。
- ベッド周囲の環境整備を行うことで転倒予防となる。

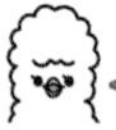

POINT

◎ 特に高齢者などで骨粗鬆症が関与している場合は、薬物療法の介入を検討する。

腰椎椎間板ヘルニア

椎間板の加齢変化のため、内部にある髄核がそれぞれを取り巻く線維輪を破って脊柱管内に突出し、神経根や脊髄を圧迫している状態である。その神経支配域に疼痛やしびれ、さらには知覚鈍麻を引き起こす。

正常時

側面からみたところ

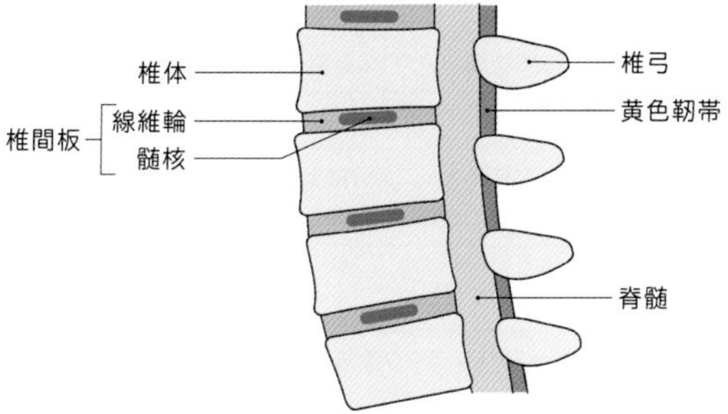
椎体
椎間板
線維輪
髄核
椎弓
黄色靭帯
脊髄

発症時

側面から見たところ

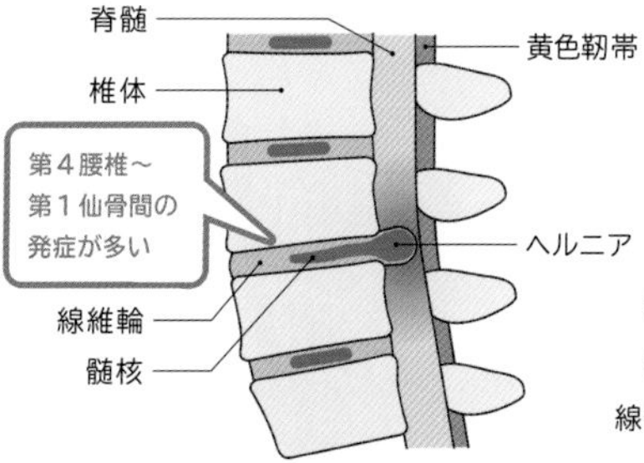
脊髄
椎体
第４腰椎～
第１仙骨間の
発症が多い
線維輪
髄核
黄色靭帯
ヘルニア

横断面から見たところ

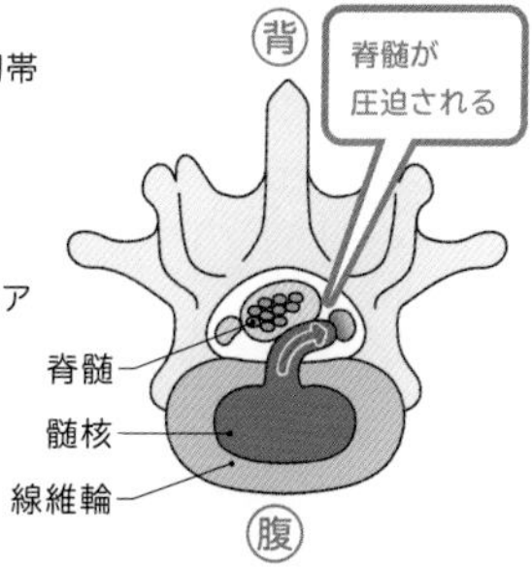
背
脊髄が
圧迫される
脊髄
髄核
線維輪
腹

主な原因

- 加齢
- 労働やスポーツなどの外力
- 喫煙などの環境因子

主な症状

- 腰痛、下肢痛、坐骨神経痛
- 下肢の麻痺や脱力感
- 膀胱直腸障害（≫p.50）

POINT

⊙ 尿閉は緊急性が高く、48時間以内に手術を行う必要がある。両下肢の麻痺や運動障害出現時にも早急に手術する必要があるため、症状を観察する。

検査と診断

問診	• 下肢痛、しびれの有無
徒手筋力テスト（MMT）	≫p.46
画像検査	• MRI（ヘルニアの抽出にすぐれている） • 必要に応じて、X線撮影、CT、脊髄造影検査

治療

保存療法	• 薬物療法　• 神経ブロック療法　• 運動療法 • 装具の着用（≫p.128）　など
手術療法	• 後方ヘルニア摘出術（Love法）　など • 後方椎体間固定術（TLIF/PLIF）など

後方ヘルニア摘出術（Love法）

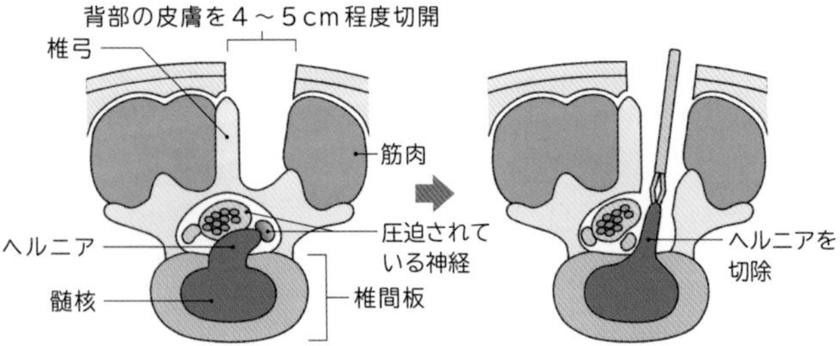

背部の皮膚を４～５cm程度切開
椎弓
筋肉
ヘルニア
圧迫されている神経
髄核
椎間板
ヘルニアを切除

看護

- 40～50歳代での発症も多く、患者のライフスタイルに合わせた日常生活や社会的活動の情報収集、退院指導が大切である。

術前

神経症状の確認	• 神経根症、麻痺症状の有無と程度を確認する（腰痛、下肢痛、知覚障害、筋力低下、膀胱直腸障害）
ADLの確認	• 疼痛や筋力低下、神経症状によって、歩行障害などのADL制限が生じる。必要に応じて歩行補助具をセッティングし、転倒予防に努める • 医師からADL制限（床上安静、ベッドアップ制限）の指示が出た場合は、援助が必要になる
術前オリエンテーション	• 術前の食事飲水制限、術後の状態、離床などについて、術前に患者・家族へ説明する • 術前中止薬を確認する（» p.157）

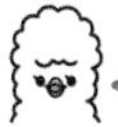

POINT

- ⊙ 現在の住宅環境や生活状況、仕事の内容も術前に聴取し、術後の退院指導に活かす。
- ⊙ 高齢者の場合は、介護保険の取得状況についても確認する。

術後

全身状態・術後合併症の観察（» p.122）	疼痛の有無	• 患者の状態に合わせて疼痛コントロールを行う • 頓用薬も使用できることを患者に伝える
	創部感染徴候	• 疼痛増強、腫脹、発赤、熱感、発熱の遷延、滲出液の量、血液データ（WBC、CRP）
	神経症状	• 術前の神経症状と比較し、疼痛やしびれ、知覚および運動障害を観察する • 特に術後24時間は術中操作による神経障害、もしくは血腫による圧迫のリスクがある • 血腫による神経症状の増悪（しびれの悪化、麻痺の出現など）は医師に診察を依頼する • 重篤な麻痺の場合、血腫除去術が行われる

全身状態・術後合併症の観察（≫p.122）	深部静脈血栓症（DVT）徴候	• 下肢の発赤、腫脹、熱感、血液データ（Dダイマー） • 肺血栓塞栓症（PTE）の場合は、呼吸困難感、酸素飽和度の低下、胸部痛の有無を確認する • 特に初回離床のときはリスクが高いため注意する
	ドレーンの排液量・性状（≫p.118）	• ドレーンからの排液量が多い、または極端に少ない場合は医師に報告する • 漿液性の排液がみられる場合には、髄液漏の可能性もあるため医師に報告する
	IN-OUTバランス	• 尿量が少ない場合、医師に報告して輸液負荷や利尿薬投与を検討する • 尿量は0.5mL×kg（体重）/時をめやすとする（例：体重60kgの場合、30mL/時。2時間で60mL）
	皮膚状態	• 腹臥位で手術を行うため、術中体位による皮膚障害発生のリスクが高い（胸部、膝蓋部） • 術後ドレーンや疼痛により自力での体位変換が難しいため、体位変換を行う
転倒予防・ADLの観察		• 離床し、膀胱留置カテーテル抜去後には自尿が出ているか確認する • 患者の術後の状態に合わせて、歩行補助具を選択する（≫p.143） • 正しく腰椎コルセットを着用する（≫p.128） • 長座位は腰椎前屈をきたすため、可能な限り避けるようにし、食事は車椅子や椅子に座って摂るよう促す
退院指導		• 腰に負担のかかる動作はしない 　・腰をひねらない 　・前かがみになる動作をしない（下のものを拾うときは膝を曲げて拾う、洗顔時は片足を台に乗せて肘や膝など身体の一部を支えにして、腰にかかる負担を減らす） • 重いものはなるべくもたないようにする • 医師の指示がある期間は、装具（腰椎コルセット）を装着する • 転倒に注意する • 神経症状の増悪時や創部感染徴候の出現時には受診する

POINT

- ⊙ 術後は血腫や髄液漏の可能性があるため、ドレーンの排液量・性状をよく観察する。
- ⊙ 神経症状の観察には、術前と手術室より帰室したときの神経症状を把握し、評価する。
- ⊙ 患者の退院前に医師とコルセット装着期間について共有し、退院指導につなげる。

デキナース

- 高齢者は、せん妄によるライントラブル（自己抜去）や転倒転落に注意する。
- 術前からせん妄リスクをアセスメントし、ハイリスク群にあたる場合はあらかじめ対応を整えておく（»p.124）。
- 術前から膀胱直腸障害がみられた場合は、膀胱留置カテーテル抜去前にクランプテストを行い、尿意を確認する。

ココ知り

髄液漏

- 術中の硬膜損傷により硬膜外に脳脊髄液が漏れ出ている状態。頭痛やふらつき、めまい、悪心などの症状が現れる（»p.118）。

腰椎前屈

- 腰を前かがみにする体勢のこと。

クランプテスト

- 膀胱留置カテーテルをクランプして3～5時間ほど経過後に、膀胱用超音波画像診断装置（ブラッダースキャンなど）にて膀胱内に貯留している尿量を測定する。
- 尿が300mL程度貯留している状況で、患者が尿意を感じているか確認する。

腰部脊柱管狭窄症

腰椎の加齢変化により椎間板・椎間関節・椎体の肥厚や変性が起こり、脊柱管や椎間孔が縮小し、神経組織を圧迫することで生じる。

側面から見たところ

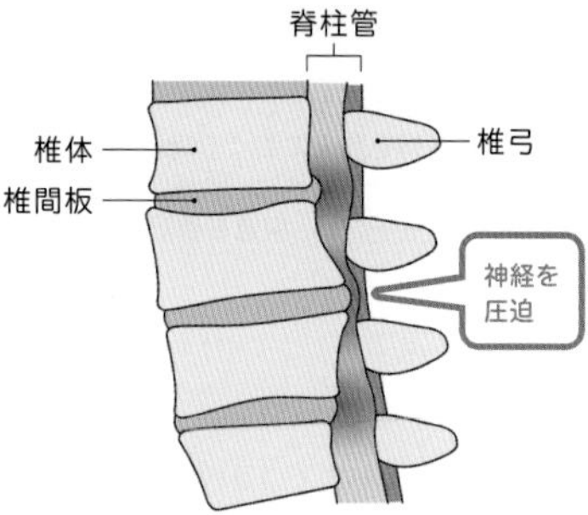

脊柱管
椎体
椎間板
椎弓
神経を
圧迫

主な原因

- 加齢、労働
- 変性脊椎すべり症、変形性脊椎症、腰椎変性側弯症などの影響を受けて発症する。

主な症状

- 疼痛
- 間欠跛行
- しびれ
- 膀胱直腸障害

ココ知り

間欠跛行

- 歩行開始後しばらくすると下肢に疼痛やしびれ、脱力感が生じ、歩行困難となるが、休憩すると症状が軽快し、再び歩行可能となる。これらの歩行と休憩をくり返す状態。

POINT

- 神経根が圧迫される場合と馬尾神経（»p. 19）が圧迫される場合、また両方混在する場合があり、現れる症状が異なる。
- 馬尾症状では両下肢にしびれ、麻痺、脱力感がある。

検査と診断

問診	● 患者の自覚症状を把握
身体所見	● 神経学的所見(間欠跛行 など) ● 歩行障害、姿勢異常
画像検査	● MRI(脊柱管狭窄の状態の確認) ● 必要に応じて、X線撮影、CT、脊髄造影検査

ココ知り

● 病歴や診察所見など日常診療の場で簡便に入手できる情報を用いる腰部脊柱管狭窄症診断サポートツール(日本脊椎脊髄病学会)で「7点以上」の場合、狭窄の可能性が高くなる。

POINT

◎ 特徴的である神経学的所見の間欠跛行は、閉塞性動脈硬化症の症状でもあるため、鑑別のために足関節上腕血圧比(ABI)検査を行う。

◎ ABI検査は上腕(動脈)の血圧に対する足関節レベルの血圧の割合を示す指標で、末梢動脈疾患の診断に使用される。下肢の末梢動脈疾患は高率に脳動脈疾患、冠動脈疾患を合併するため、心血管系イベントの高リスク状態の評価に有用である。

治療

▶ 初期は保存療法を行い、間欠跛行で歩行困難な場合や、膀胱直腸障害や麻痺が生じている場合では手術療法となる。

保存療法	● 日常生活指導 ● 運動療法 ● 装具療法(≫ p.128) ● 薬物療法 ● 神経ブロック療法
手術療法	● **後方除圧術**:脊髄や神経を圧迫している部分の脊椎を切除、開放する ● **脊椎固定術**:不安定になった脊椎をケージやスクリューなどで固定し、安定させる(後方固定術〈TLIF／PLIF〉、側方経路腰椎椎体間固定術〈LLIF〉など)

脊椎固定術（TLIF/PLIFの例）

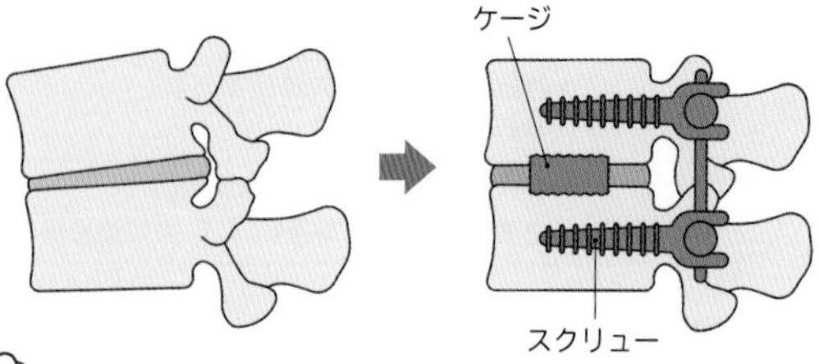
ケージ
スクリュー

POINT

- 膀胱直腸障害や麻痺が生じている場合のほかにも、痛みやしびれなどが強く日常生活に支障をきたしている場合には、手術療法が選択されることが多い。
- 手術の方法には、後方除圧術と脊椎固定術（TLIF/PLIF/LLIFなど）がある。

看護

- 高齢者に多く、転倒予防に注意しつつ、廃用予防に努める。
- 術前・術後の看護について、基本的には「腰椎椎間板ヘルニア」（» p.79）と同様。

術後

LLIFの場合 全身状態・術後合併症の観察	イレウス症状	・腹膜操作があるため、悪心・嘔吐、腸蠕動音、排ガスの有無、排便状況を確認する ・パントールを投与することがある
	呼吸状態	・術中操作により開胸することもあり、気胸や血胸になるリスクがある ・SpO_2、胸腔ドレーンの観察、皮下気腫に注意する
転倒予防・ADL	廃用予防	・高齢者が多く、廃用症候群予防のため日中は積極的に離床を促す ・リハビリテーション以外で、看護師が病棟内でも歩行練習を行う

ココ知り

気胸

- 胸膜に開いた穴から胸腔内に空気が流入して貯留した状態。胸腔内圧が変化して陰圧が保てなくなり、肺が膨らむことができなくなってしまう（肺虚脱）。皮下気腫では、膨らんだ部分に触ると握雪感を感知する。

血胸

- 血管損傷などから生じる出血が胸腔内に貯留した状態。

胸腔ドレーンの観察ポイント（チェスト・ドレーン・バックの例）

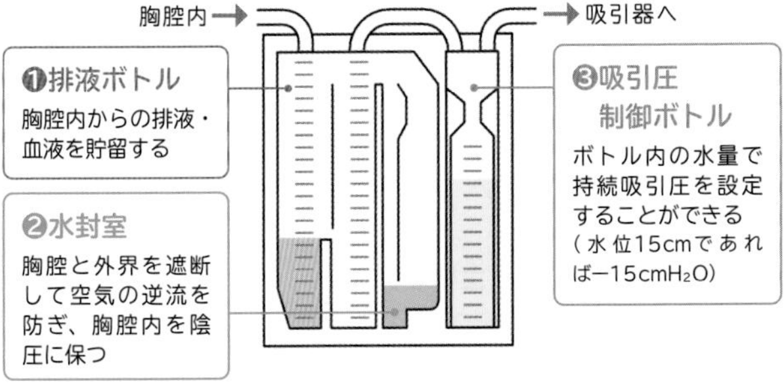

胸腔内
吸引器へ
❶排液ボトル
胸腔内からの排液・血液を貯留する
❷水封室
胸腔と外界を遮断して空気の逆流を防ぎ、胸腔内を陰圧に保つ
❸吸引圧制御ボトル
ボトル内の水量で持続吸引圧を設定することができる（水位15cmであれば−15cmH₂O）

観察点	ポイント	
排液ボトル	排液	・急激な排液増加・減少はないか ・性状の変化は正常か
水封室	呼吸性移動	・呼吸に合わせて水封室の水位の上下の動き、チューブ内の排液移動があるか
	エアリーク	・肺から胸腔への空気漏れによる水封室の気泡はないか
吸引圧制御ボトル	吸引圧	・少量の気泡が保たれているか ・指示された吸引圧で吸引されているか
胸部	皮下気腫	・皮下気腫の有無、程度 ・範囲をマーキングし、呼吸状態の変化を観察

腰椎圧迫骨折

高齢者において骨粗鬆症などの基礎疾患があり、軽微な外傷をきっかけに、あるいは外傷のきっかけがなくても椎体骨折をきたす。

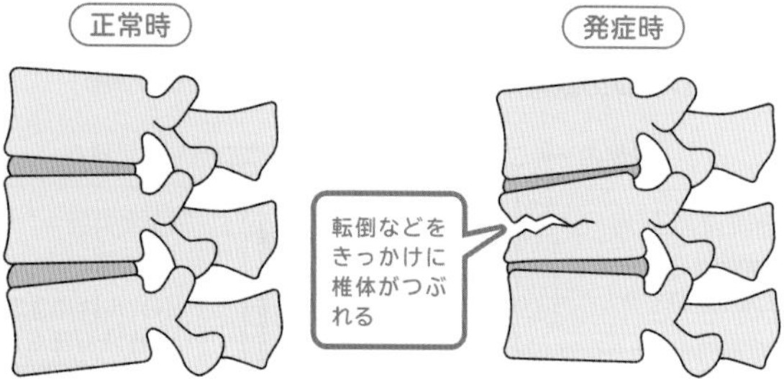
正常時
発症時
転倒などをきっかけに椎体がつぶれる

主な原因

- 高齢者の骨密度低下による骨粗鬆症が最多
- スポーツ外傷や転落事故
- がんの転移　など

主な症状

急性期	● 急激な腰背部痛、動作時痛、背部叩打痛
慢性期	● 腰背部の変形　● 慢性的な腰背部の鈍痛
偽関節	● 遅発性麻痺

ココ知り

偽関節

- 受傷後6か月以上経っても治癒しない骨折。年齢や骨折の状態、全身状態などで骨癒合が遅れ、治癒機転が停止する場合がある。

検査と診断

問診・触診	● 疼痛の場所、程度
画像検査	● X線撮影　● 必要に応じて、MRI、CT、骨密度測定検査

治療

保存療法	● 薬物療法（アセトアミノフェン、非ステロイド抗炎症薬〈NSAIDs〉などの鎮痛薬、骨粗鬆症治療薬） ● 腰椎コルセットなどの装具を着用して安静
手術療法	● 骨癒合が得られない場合、遅発性麻痺をきたした場合は手術適応 ● 経皮的椎体形成術（BKP）または脊椎固定術（» p.84）

経皮的椎体形成術（BKP）

▶ 骨折した椎体内で風船（バルーン）を膨らませ、内部に骨セメントを充填して矯正する手術。

❶骨折椎体へインフレータブルボーンタンプ（IBT）を経皮的に挿入・拡張し、椎体終板を挙上して椎体高を復元する

❷IBTを抜去して、残された腔部分に骨セメントなどの人工材料を充填する

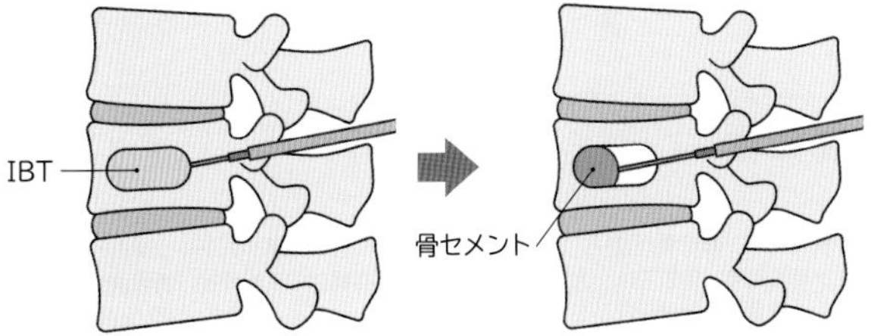
IBT
骨セメント

POINT

⊙ **遅発性麻痺が生じた場合には手術適応になるため、神経症状をよく観察することが重要である。**

看護

▶ 基礎疾患として骨粗鬆症を有することが多く、骨粗鬆症の診断や治療を継続して行えるよう支援する。

▶ 術前・術後の看護について、基本的には「腰椎椎間板ヘルニア」（» p.79）と同様。

術前

疼痛	● 疼痛状況によって、医師から安静制限（床上安静、ベッドアップ制限）の指示が出ることがある ● 疼痛コントロールを行い、患者の苦痛軽減に努める

術後

転倒予防 日常生活動作	• 術前の安静制限により廃用が進んでいることがあり、転倒に注意して初回離床を行う
退院指導	• 骨粗鬆症による圧迫骨折の場合には、骨粗鬆症についても退院指導を実施する • 骨粗鬆症の薬物療法は治療の継続が重要 • エネルギーや栄養素をバランスよく摂取する • 運動して骨を刺激し、骨量を維持し、転倒予防に努める • 喫煙は骨粗鬆症のリスクを高めるため、禁煙する • 肥満がある場合には減量し、適正体重を保つ

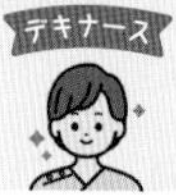
テキナース

• 高齢者のライフスタイルに合わせ、無理のない範囲でできることを意識して説明する。転倒予防には、住環境やライフスタイルの見直しも重要である。

豆知識　骨粗鬆症

骨粗鬆症は、骨密度が減り、骨質が劣化するために骨の強度が低下し、骨折の危険性が高くなる。骨折では、大腿骨近位部骨折、脊椎椎体の圧迫骨折、橈骨遠位端骨折、上腕骨近位端骨折などを生じる。　(久保木美帆)

骨粗鬆症による骨折の予防

▶ 骨粗鬆症による骨折を防ぐために薬物療法や食事療法、運動療法が行われる。

▶ 継続的な内服や運動、バランスのよい食事が欠かせないが、自覚症状が乏しいため、継続が難しい場合がある。患者や家族が必要性を正しく理解できるようサポートしていく。

ステロイド内服患者は骨粗鬆症のハイリスク

▶ ステロイドは強力に炎症を抑える作用があり、膠原病や関節リウマチの治療に広く使用されている。しかし、ステロイドを服用すると骨をつくる細胞(骨芽細胞)のはたらきを弱め、骨を吸収する細胞(破骨細胞)のはたらきを強めて骨を弱くし、腸や腎臓でのカルシウムの吸収を低下させる。

▶ 使用するステロイドの量が多いほど、骨折の危険性は高くなる。

化膿性脊椎炎

主に血行性に起こる感染疾患で、黄色ブドウ球菌などの細菌が脊椎へ感染して発症する。腰椎への感染が比較的多い。高齢者や糖尿病患者など易感染宿主がなりやすい。

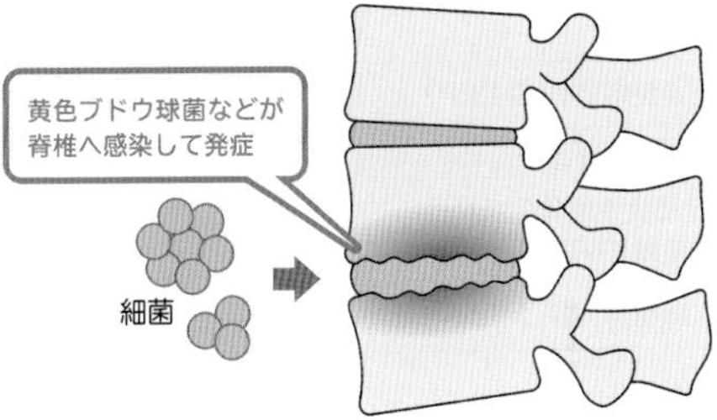
黄色ブドウ球菌などが
脊椎へ感染して発症
細菌

主な原因

- 血液を介した細菌感染（抵抗力が弱い高齢者、糖尿病、免疫抑制薬の内服、透析患者に多い）

主な症状と時期による特徴

症状		●腰痛 ●発熱 ●白血球増多 ●CRP陽性
時期別	急性期	高熱が出て、腰や背中に激しい痛みが起こり、安静時にも痛みが持続
	亜急性期	37.0℃程度の微熱で発症し、腰や背中に痛みが出る
	潜行期（慢性期）	発熱がなく、腰や背中に痛みが出る

ココ知り

- 感染性脊椎炎には黄色ブドウ球菌などの細菌が脊椎に感染して発症する化膿性脊椎炎と、肺などに感染した結核菌が二次的に脊椎に移行して発症する結核性脊椎炎がある。

POINT

- 体内の別の部位で感染した菌が、血流で脊椎に運ばれることによって生じる。
- 膿瘍が脊柱管内に広がり進行すると、膿瘍圧迫による神経症状を呈すので、症状の確認が必要。

主な検査

血液検査	• 炎症反応（WBC、CRP）
細菌学的検査	• 血液培養検査 • 椎間板や椎体のまわりの組織を採取
画像検査	• X線撮影、CT、MRI

治療

保存療法	• 安静、抗菌薬投与、装具療法（» p.128）
手術療法	• 保存療法に抵抗する場合および、神経症状の発現の場合に適応

看護

- 激しい腰背部痛を伴うこともある疾患のため、患者の苦痛緩和に努める。
- 術前・術後の看護について、基本的には「腰椎椎間板ヘルニア」（» p.79）と同様。

急性期（保存療法）

安静	褥瘡の予防	• 長期臥床により褥瘡発生リスクが高くなるため、エアマットを使用し体位変換も行う（» p.6） • 皮膚状態を観察し、早期発見を心がける
	精神的ケア	• 臥床時間が長いこと、疼痛などにより苦痛が生じる • 患者の思いを傾聴する
	廃用症候群の予防	• 疼痛コントロールを行いながら、ベッド上でも実施できるリハビリテーションなどをPT、OTと協働して実施する
	ADL介助	• 患者の状況に応じて介助を行う

デキナース

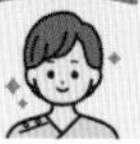

- 急性期には激痛が伴い患者の苦痛も大きいため、患者にとって安楽な体位を整えることや、清潔ケアは複数人で愛護的に行い、短時間で実施できるように工夫する。

変形性股関節症

股関節を構成する骨盤の臼蓋と大腿骨の頭の部分の軟骨がすり減り、関節が滑らかに動くことができず、痛みを引き起こす疾患。

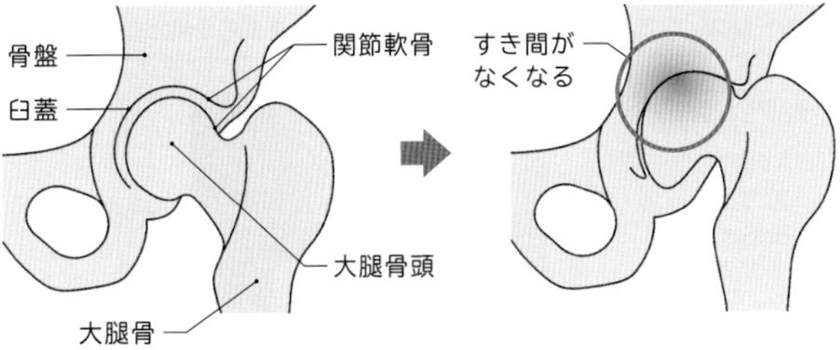
骨盤
臼蓋
関節軟骨
大腿骨頭
大腿骨
すき間がなくなる

主な原因

- 股関節の構造異常(臼蓋形成不全)
- 大腿骨頭壊死
- 脱臼・骨折　など

主な症状

- 疼痛
- 筋力低下
- 関節可動域制限(しゃがむことができない、あぐらをかけない)
- 下肢の短縮による跛行

主な検査

単純X線検査	●軟骨のすり減り具合を評価し、関節のすき間の状態で進行度を判断する
CT、MRI	●必要に応じて行う

治療

保存療法	●薬物療法、関節内注射、リハビリテーション
手術療法	●人工股関節全置換術(THA)

人工股関節全置換術（THA）

▶ 寛骨臼と大腿骨頭の両方を人工物（寛骨臼コンポーネントと大腿骨コンポーネント）に置き換える手術。

種類と適応

- 患者の骨の状態に合わせて、セメント使用かセメントレスを選択する

セメント使用	高齢者やリウマチなどで粗鬆骨の患者
セメントレス	若年・壮年者（65歳以下）、リウマチでも骨質が良好な患者

手術アプローチ

- THAのアプローチには、前方、前外側、側方、後方、後外側アプローチがある
- アプローチの方法によって脱臼肢位が異なるため、注意する
- DLAは再置換術の際に選択されることが多く、頻度は低い

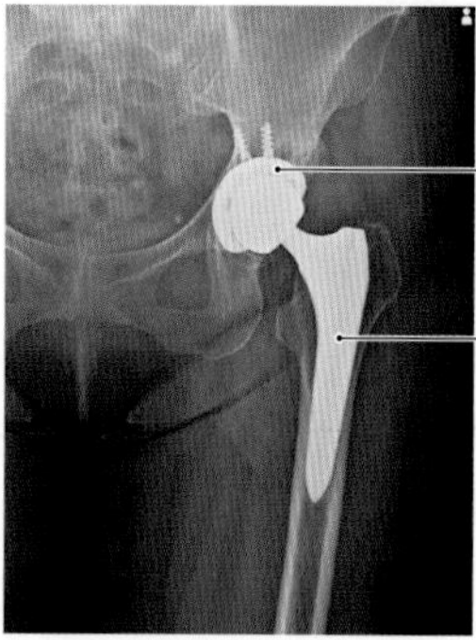

寛骨臼
コンポーネント
大腿骨
コンポーネント

分類	方法	脱臼肢位
前方アプローチ	前方進入法（DAA）	伸展、外旋
	前側方（外側）進入法	
側方（外側）アプローチ	側方（外側）進入法（DLA）	屈曲、内転、内旋
後方アプローチ	後方進入法（PA）	屈曲、内転、内旋
	後側方（外側）進入法（PLA）	

前方進入法(DAA)	後方進入法(PA)

前方進入法(DAA)

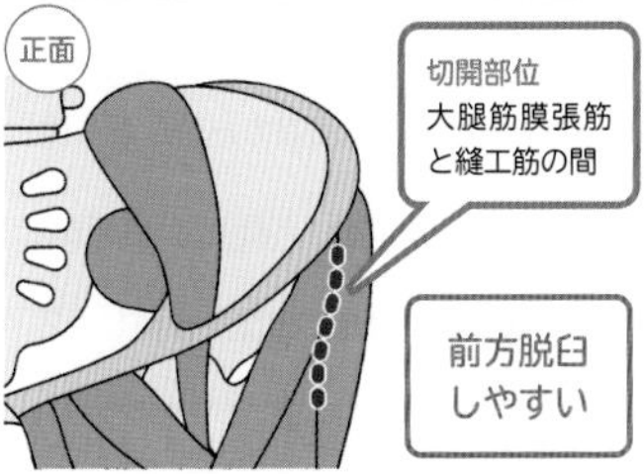
正面
切開部位
大腿筋膜張筋と縫工筋の間
前方脱臼しやすい

特徴
仰臥位で行うため両側同時手術が容易。手術の難易度は高いが術後良好。筋間進入法である

後方進入法(PA)

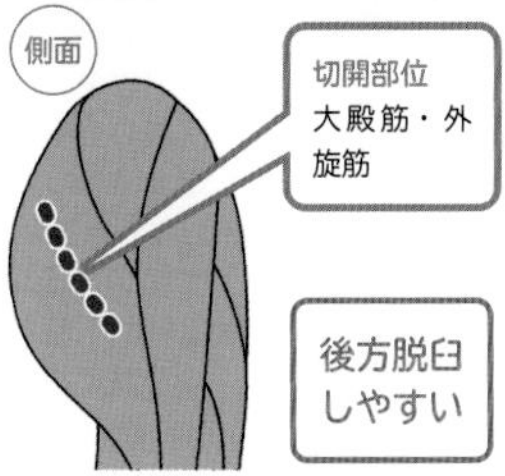
側面
切開部位
大殿筋・外旋筋
後方脱臼しやすい

特徴
大腿骨側の処理が容易であり、人工骨頭置換術(BHA)には多用される

ココ知り

- 前方脱臼:カップから骨頭が腹側に外れること
  ➡前方の組織を切離する前方系アプローチで起こりやすい
- 後方脱臼:カップから骨頭が背側に外れること
  ➡後方の組織を切離する後方系アプローチで起こりやすい

看護

術前の看護

患部の感染徴候の観察	• 患肢の皮膚の状態(発赤、腫脹、熱感) • 陥入爪、白癬、歯肉炎、う歯の有無 • 残尿感、排尿時痛 • 口腔内膜の異常、咽頭痛、鼻汁、咳嗽
自宅環境やサービス利用の有無	• 同居家族の有無やトイレ、寝室、浴室の環境、階段や手すりの有無などの自宅環境を聴取しておく • 介護保険や身体障害者手帳などのサービスについて、利用の有無を確認し、退院支援につなげる
指導・教育	• 車椅子移乗や操作の練習 • アイロン台(» p.94)や外転枕を使用した体位変換の訓練 • 脱臼肢位(» p.96)の説明

デキナース

- 当院では、体位変換の際にアイロン台に傾斜の細工をしたものを各サイズ作成して使用している。
- 術当日のみ使用し、翌日からはクッションをはさんで行う。
- 患肢の内転、内旋を予防し、脱臼肢位回避のために離床開始まで行う。
- 台から患肢が落ちないように紐で2か所（下腿近位、足関節）を固定する。
- 上肢と下肢がねじれないように看護師が患肢を保持し、2人介助で実施する。

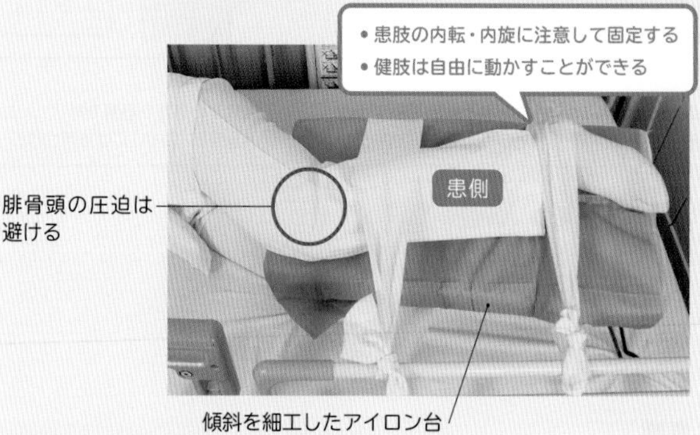
• 患肢の内転・内旋に注意して固定する
• 健肢は自由に動かすことができる
患側
腓骨頭の圧迫は避ける
傾斜を細工したアイロン台

術後合併症の観察 （≫p.122）

感染	• 創部の熱感、腫脹、発赤（特に糖尿病患者やステロイドを使用している患者は注意）
腓骨神経麻痺 （≫p.108）	• 腓骨頭の圧迫や、患肢が外旋しないように注意 • しびれや知覚鈍麻（母趾・示趾間）、足趾・足関節の背屈運動の確認
疼痛	• 疼痛に応じて内服薬や坐薬、注射薬の使用を検討
肺血栓塞栓症（PTE）	• 突然の胸痛や呼吸困難、SpO_2の低下、チアノーゼ、血圧低下、意識障害
深部静脈血栓症（DVT）	• 皮膚の暗赤色化、自発痛、運動痛、ホーマンズ徴候 • 術後、抗凝固薬を予防的に投与する

ココ知り

ホーマンズ徴候

- 膝関節伸展位で足関節背屈を強制すると腓腹部の圧痛・緊満感が出現する。

ADL拡大時の注意点

脱臼予防	• THA後の脱臼は、人工関節や骨が衝突して起こる • 術後早期で特に発症しやすく、非常に重要な合併症
車椅子移乗	• THA後は脱臼予防のために、股関節が過屈曲しないように車椅子にクッションを入れて座面を高くする • ベッドから車椅子に移る際には、患肢が内旋しないようにする

退院指導 （≫p.160）

定期的な受診	• 疼痛や人工関節の摩耗、ゆるみなどの変形、雑音、炎症症状などの異常の早期発見
脱臼予防	• 脱臼のリスクは、早期において特に高いため、脱臼肢位に注意する（≫p.96）
筋力訓練	• 手術自体で筋力低下が生じ、機能回復のために筋力維持が必要 • リハビリテーションで行ったことを継続する
感染の注意	• 白癬、う歯、感冒、発熱、膀胱炎、出血の多い傷などの症状がある場合には受診する
体重管理	• 人工関節の摩耗や破損を防ぐ
関節部への荷重の軽減	• ジャンプや長距離のランニングは禁止
生活スタイル	• 洋式の生活スタイル（椅子、洋式トイレの使用など）にする • コンセントはしゃがみ込まなくてもよい位置に延長コードを設置する • 掃除機はコードレス式が使いやすい
転倒の注意	• 転倒に注意し、床に物を置かない、杖などを使用する

POINT

◎ 脱臼の予防として、まず良肢位（外転約30°、内旋・外旋中間位外転）を保持する。アプローチごとの禁忌肢位を理解する。

前方脱臼：**伸展＋内転＋外旋**

後方脱臼：**屈曲＋内転＋内旋**

注意すべき体勢（右足：健側、左足：患側）

▶ 脱臼を防ぐために、下記の体勢・動作を避けるように注意する。

股関節の90°以上の過屈曲

膝を高く上げる

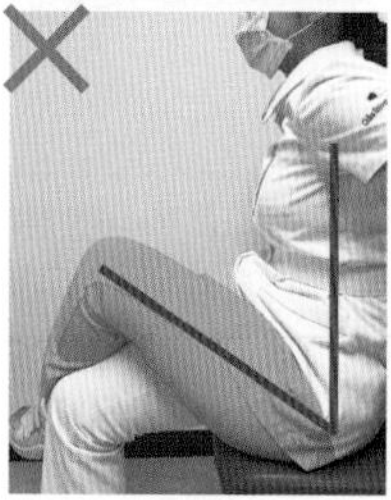

しゃがむ

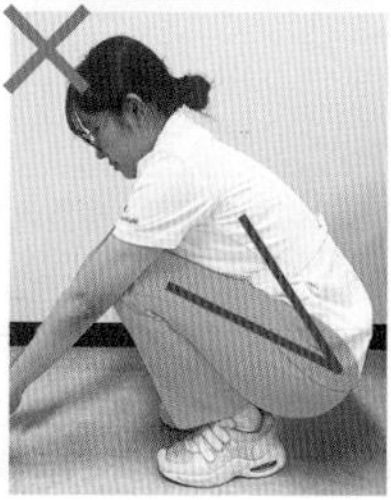

腰を深く曲げる

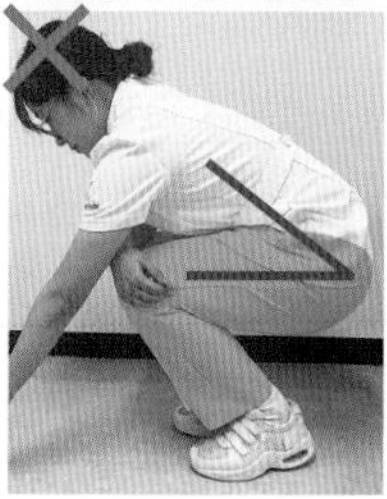

股関節を内側にひねる動作（内旋）

患肢を内側にひねる

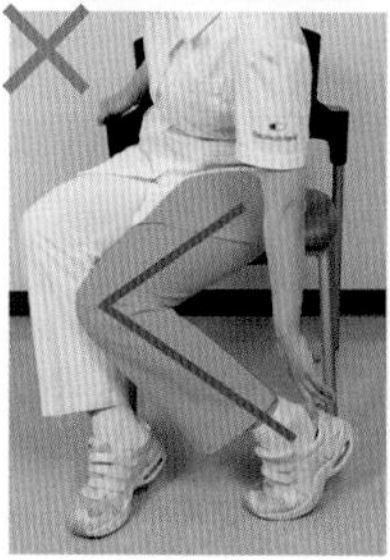

脚を組む

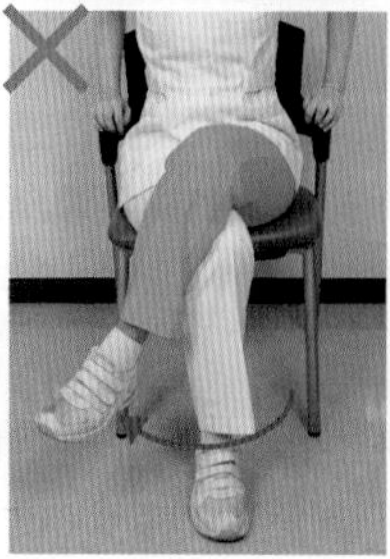

患肢方向へ上半身をひねる

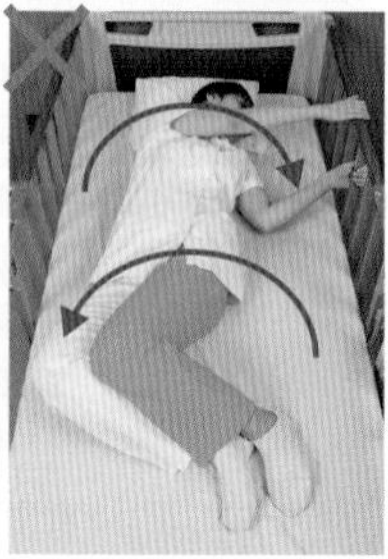

股関節を後ろにひねる動作（過伸展）

患肢を後ろへ伸ばす	膝を伸展したまま腰を上げる
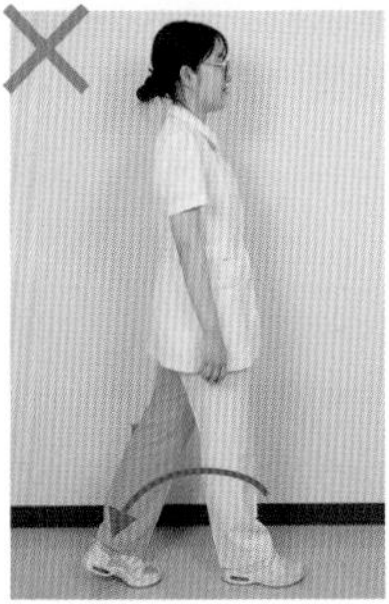	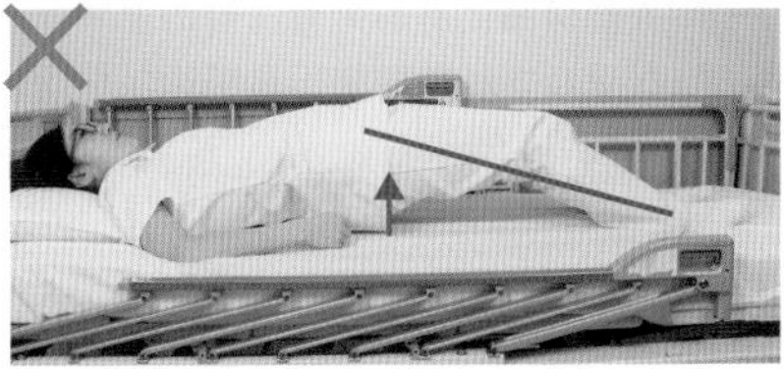

日常生活の指導

▶ 入院中からPTやOTと連携し、脱臼予防とセルフケアの獲得を行う。

入浴	• シャワー用の高めの椅子を用意する。浴槽へは椅子から片足ずつ平行に移動する
靴や靴下の着脱	• 内旋は避けて、椅子に座って行う 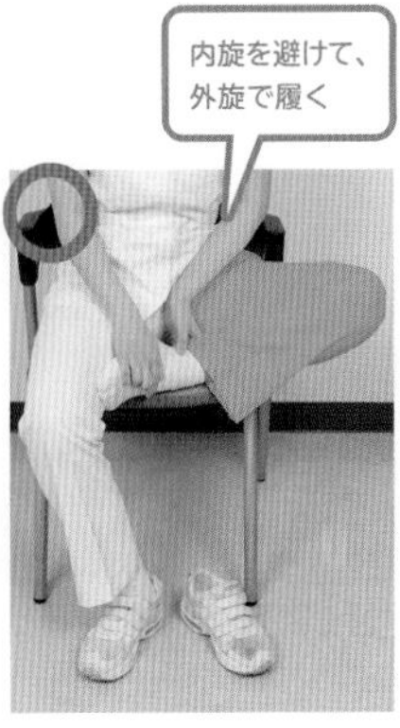内旋を避けて、外旋で履く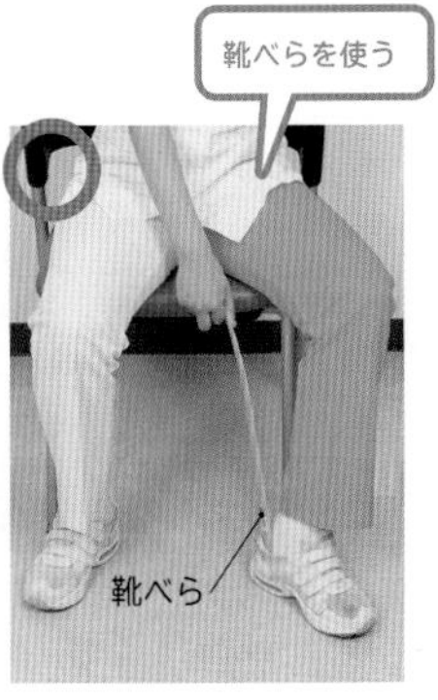靴べらを使う 靴べら

大腿骨頭壊死

大腿骨頭にある栄養血管の血流が途絶され、骨への栄養が遮断された結果、骨組織が壊死し股関節の機能が障害される。

大腿骨頭の血管（右大腿骨）

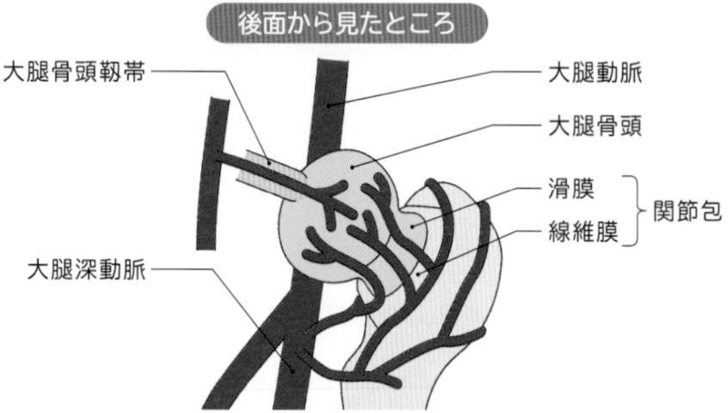
後面から見たところ
大腿骨頭靭帯
大腿動脈
大腿骨頭
滑膜
線維膜
関節包
大腿深動脈

X線画像（両側例）

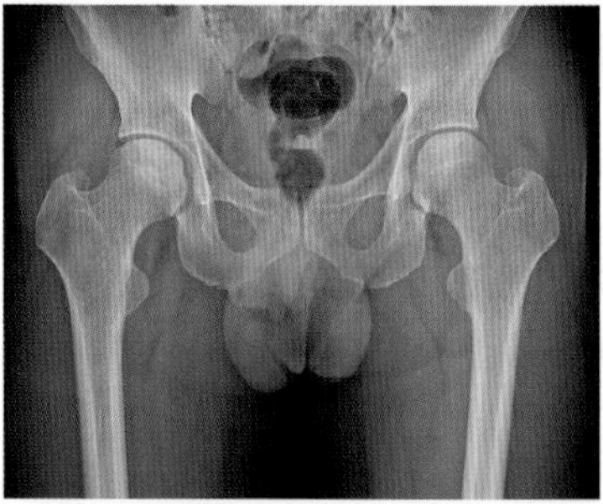

- 両側水色の部分が関節面の不整（骨頭の圧潰）
- この症例の場合、右側は痛みがあり、左側は痛みがない状態

MRI（T1強調画像）

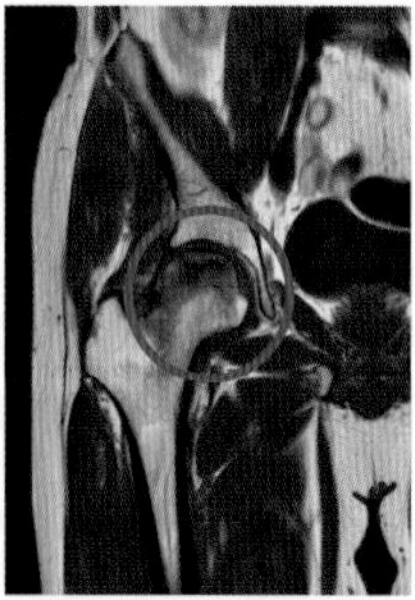

- 特徴的な骨頭内帯低信号域（band pattern）が写っている

原因による分類

症候性大腿骨頭壊死	●外傷、潜函病、血液凝固異常などの基礎疾患による骨頭壊死
特発性大腿骨頭壊死	●ステロイド性（約50%）：女性に多い（» p.159） ●アルコール性（約30%）：男性に多い

主な症状

- 疼痛
- 関節可動域制限
- 歩行障害
- 下肢の短縮による跛行

主な検査

単純X線撮影	●骨頭の圧潰像や帯状硬化像、軟骨下の骨折像がみられる
MRI	●MRIではより詳しく、壊死範囲がわかる

治療

保存療法	●疼痛に合わせた補助歩行（杖、松葉杖） ●薬物療法 ●リハビリテーション
手術療法	●骨頭温存療法（骨切り術） ・骨頭の圧壊や変形が強く出現していない場合は骨頭温存手術を試みる ・若年者には可能な範囲で骨頭温存手術が選択される。 ●人工股関節全置換術（THA）（» p.92）

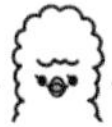

POINT

◎ 発病時期と股関節痛が出現する発症時期は異なる。
◎ 治療法の選択は、壊死の病型と病期によって選択する。

骨切り術

- 大腿骨内反骨切り術と大腿骨頭回転骨切り術がある。
- 臼蓋や大腿骨の転子間を円弧上に骨切りし、壊死部を非荷重部へ逃して、壊死していない部分を新しく荷重面とする手術。
- 健常部分で身体を支えられるようにすることで、圧潰進行を防止する。

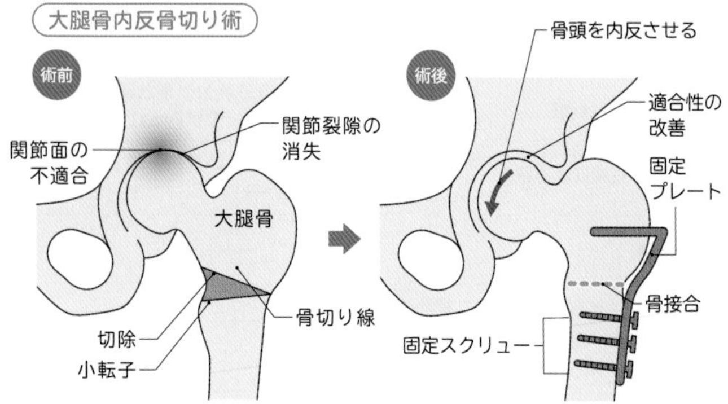

大腿骨内反骨切り術
術前
関節裂隙の
消失
関節面の
不適合
大腿骨
切除
小転子
骨切り線
術後
骨頭を内反させる
適合性の
改善
固定
プレート
骨接合
固定スクリュー

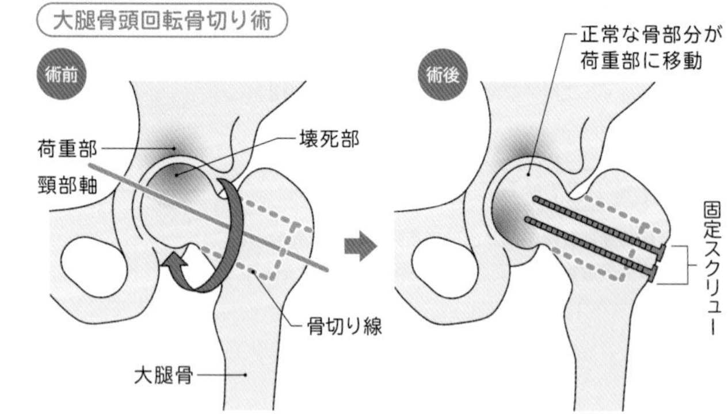

大腿骨頭回転骨切り術
術前
荷重部
壊死部
頸部軸
骨切り線
大腿骨
術後
正常な骨部分が
荷重部に移動
固定スクリュー

看護

基本的にはTHAの看護（» p.93）と同様

術前の看護

現病歴と服用薬の把握	• 原疾患に対してステロイドを使用している患者は、ステロイドカバー（» p.159）が必要な場合がある
症状やADLの把握	• 疼痛の部位と程度 • しびれや知覚障害の部位と程度 • 上下肢の自動運動の筋力評価（MMT » p.46を用いる） • 歩行障害の程度

術後の看護

感染徴候の観察	• THAの術後同様、感染徴候に注意が必要（» p.94） • 特に、ステロイド内服中の患者は易感染状態のため十分注意
術後のリハビリテーション	• THAと比べて人工的な骨折をつくる手術でもあるため、術直後は免荷で、荷重開始時期は遅くなる（スケジュールは下記参照）
退院指導	• 荷重制限を守りながら生活できるよう指導し、継続的なリハビリテーションを行う • 骨切り術後約1年で全身麻酔下によるプレート抜去術を行い、プレート抜去後は全荷重可である

骨切り術後のリハビリテーションスケジュール（当院の例）

骨切り術後	リハビリテーション内容
3日目	車椅子座位
6日目	理学療法室でのリハビリテーション開始
21日目（3週間）	1/3荷重開始
22日目	腹臥位可（大転子切離例は自動外転開始）
28日目（4週間）	1/2荷重開始
35日目（5週間）	2/3荷重開始
49日目（7週間）	全荷重開始

大腿骨頸部・転子部骨折

加齢や閉経によるホルモンの影響で、骨粗鬆症を有する女性の高齢者が転倒で受傷することが多い。屋外より、自宅内での発生率が高い。

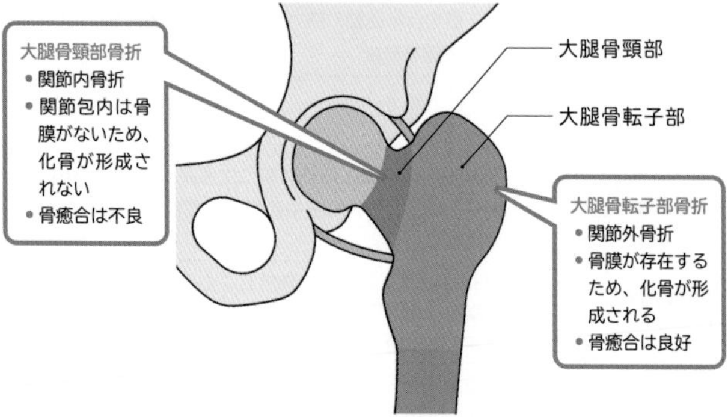
大腿骨頸部骨折
• 関節内骨折
• 関節包内は骨膜がないため、化骨が形成されない
• 骨癒合は不良
大腿骨頸部
大腿骨転子部
大腿骨転子部骨折
• 関節外骨折
• 骨膜が存在するため、化骨が形成される
• 骨癒合は良好

分類

▶ 頸部骨折と転子部骨折に大きく分けられる。

主な原因

▶ 転倒（骨粗鬆症を有する女性の高齢者に多い）

主な症状

▶ ほとんどの場合、転倒直後から強い疼痛があり、立位や歩行が困難となる。
• 疼痛、圧痛　• 腫脹　• 変形

主な検査

▶ X線撮影で頸部や転子部に骨折線が認められる。

治療

保存療法	• 牽引療法（≫ p. 125）（近年は介達牽引が主流、頸部骨折では牽引は行わない）
手術療法	• 人工骨頭置換術（BHA） • 骨接合術

骨接合術（髄内釘）

- 大腿骨頸部を髄内釘やスクリューで固定する手術。
- できるだけ早期に手術を行い、すぐにリハビリテーションを行うことで寝たきりを予防する。

X線画像(右足、大腿骨頸部骨折)

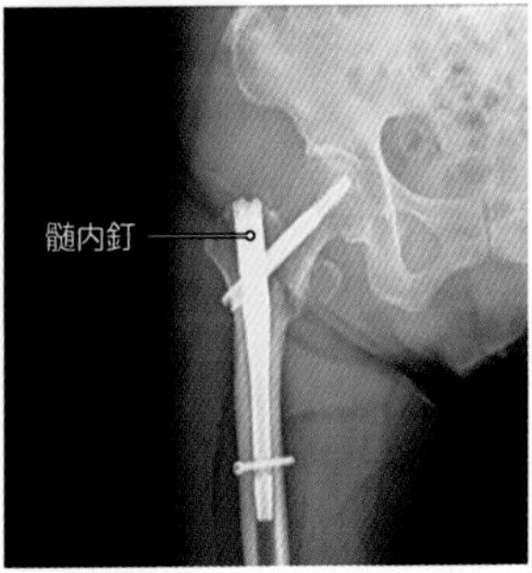
髄内釘

看護

基本的にはTHAの看護（» p.93）と同様

術後の看護

偽関節	• 骨折が治癒せず徐々にずれてくる偽関節が起こることがある • 術後に大腿骨頭壊死（» p. 98）が起こり、疼痛が出現する可能性がある。少なくとも2年の経過観察が必要
退院指導	• 術後もリハビリテーションを継続し、筋力トレーニングを行い、転倒、再受傷を予防する

デキナース

- 高齢者に多い疾患であり、認知症の既往があったり、入院やADLの低下をきっかけにせん妄を引き起こすこともある。
- 術前からせん妄のリスクをアセスメントして症状を観察し、環境整備や早期離床などの対策をとることが必要である。

変形性膝関節症

膝関節軟骨・軟骨下骨層、その他半月板、靭帯など膝関節構成体の退行性変性。肥満女性に多い傾向がある。

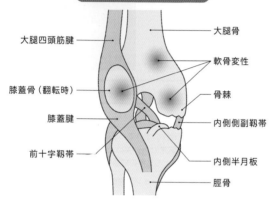

前面から見たところ（右膝）

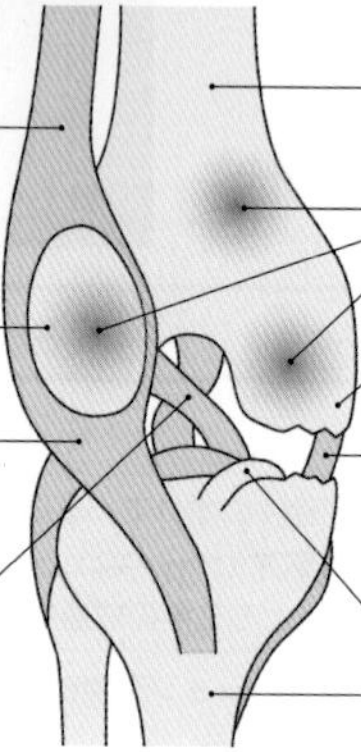
大腿骨
大腿四頭筋腱
軟骨変性
膝蓋骨（翻転時）
骨棘
膝蓋腱
内側側副靭帯
前十字靭帯
内側半月板
脛骨

分類

▶ 加齢による一次性と、外傷や炎症（関節リウマチなど）に続発する二次性に分類される。

主な原因

▶ 多くの要因（下記）が絡み合って、膝への負担を増やし、関節軟骨がすり減り、炎症を起こすことによる。

- 加齢性変化
- 肥満
- 筋肉の衰え
- 骨折や靭帯、半月板損傷といった外傷　など

主な症状

- 関節痛（動作開始時や運動負荷による疼痛）
- 関節水腫
- 関節可動域制限（正座やあぐらが困難）
- 膝内反変形

主な検査

問診	● 過去の外傷歴、生活習慣の聴取
X線撮影	● 関節裂隙の狭小化、骨棘形成、軟骨下骨の骨硬化像などを認める

治療

保存療法	● **生活指導**：体重管理（減量）、膝への負担を減らす ● **運動療法**：下肢筋力訓練 ● **装具療法**：サポーターや足底板、膝装具、杖の使用（» p.149） ● **物理療法**：ホットパックや電気刺激 ● **薬物療法**：NSAIDs内服・貼付、ヒアルロン酸関節内注入
手術療法	● 関節鏡視下手術 ● 人工膝関節全置換術（TKA） ● 人工膝関節片側置換術（UKA） ● 高位脛骨骨切り術（HTO）

看護

術前の看護

現病歴の把握	● 現病歴による症状や治療、内服薬 ● アレルギー情報（金属アレルギーの有無） ● 深部静脈血栓症（DVT）や手術部位感染（SSI）のリスク因子の確認
症状の把握・観察ケア	● **疼痛、しびれ、腫脹**：部位と程度、状況に応じて局部の安静や冷却 ● **皮膚状態**：患部だけではなく、その他の部位に発疹や皮膚障害、白癬などの感染の有無 ● **感染徴候**：発熱や感冒症状の有無 ● **歩行状態**：必要に応じて車椅子や歩行器、杖の使用を検討
指導・教育	● 車椅子乗車や駆動の練習 ● 大腿四頭筋の筋力強化 ● **呼吸訓練**：術後合併症のリスクの高い患者、喫煙者に対して禁煙を促す ● **DVT予防**：足関節の底背屈運動の実施

POINT

◎ 人工関節は主にチタン合金やセラミックによりできている。アレルギー反応が出る材質がわかっている場合、それらを避けた素材を選ぶため、必ず確認するようにする。

術後合併症の観察

▶ 疼痛の部位と程度、神経症状の観察、ドレーン管理や出血量を観察する。

創部出血	• ガーゼ上層部まで出血がみられたときは、看護師で処置せず、医師に報告する
疼痛	• 硬膜外カテーテルが留置されている場合は、下肢の知覚鈍麻などで投与流量を減量する • 疼痛に応じて内服薬や坐薬、注射薬の使用を検討する • 術後の炎症や疼痛を軽減するため、アイシングシステムやアイスパックを用いて患部を冷却する（» p.151）
感染	• 創部の熱感、腫脹、発赤（特に糖尿病患者や、リウマチ患者はステロイド使用のため注意）
腓骨神経麻痺	• 腓骨頭の圧迫や、患肢が外旋しないように注意する（» p.108） • しびれや知覚鈍麻（母趾・示趾間、足背、下腿前足側）、足趾・足関節の背屈運動の確認
PTE	• 突然の胸痛や呼吸困難、SpO_2の低下、チアノーゼ、血圧低下、意識障害
DVT	• 皮膚の暗赤色化、自発痛、運動痛、ホーマンズ徴候（» p. 95）予防のため、ドレーンや硬膜外カテーテル抜去から1週間、抗凝固薬を投与する
ショック	• ステロイドを使用している患者では、ステロイドを長期に使用すると副腎でステロイドを産生する能力が抑制される。周手術期は身体への負担が増加し、ステロイドを多く必要とするために増量しないとショックなどを生じる（ステロイドカバー、» p.159）

POINT

◎ 肺血栓塞栓症（PTE）とDVTは特に緊急性の高い合併症のため、注意が必要。

ADL拡大時の注意点

初回離床	● 硬膜外カテーテルやドレーンの接続が外れやすいため、離床の際は注意する ● 硬膜外カテーテルが留置されている場合、下肢の脱力が生じることもあるので、初回離床の際は転倒に十分な注意が必要 ● 可能な限り、事前に鎮痛薬を用いて除痛を図る
膝関節可動域運動	● **持続的他動運動訓練装置（能動型下肢用他動運動訓練装置：**CPM、写真は一例）を用いて、膝関節可動域運動を行う ● 術後は膝関節可動域制限があり、放置すると膝関節の屈曲や伸展が不良になる ● 術後1週間以内に屈曲90°に到達できることを目標に1日数回実施する 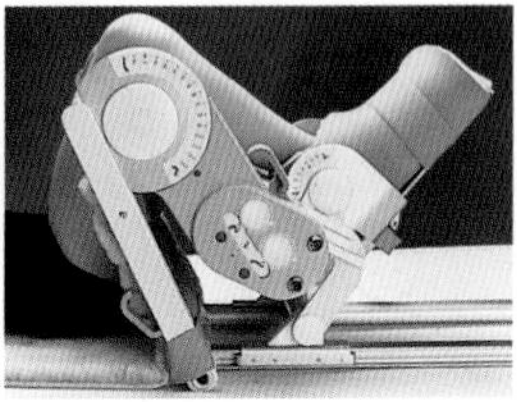 （画像提供：ガデリウス・メディカル株式会社）
姿勢（肢位）	● 正座や横座りは膝関節130°以上の屈曲となり、一般的に人工関節の形状（接触面）では要求される可動域に対応できないため、関節への負担が大きくなる ● 立ち上がりや、しゃがむ動作が増えて、膝関節に負担がかかる

退院指導

▶ 高齢の女性に多いことをふまえて指導を行う。

日常生活の注意点	● **体重管理：**減量、体重コントロールを図る ● **関節部への荷重の軽減：**長時間の立位や歩行は避ける ● **転倒の注意：**必要時は杖などの補助具を使用する。歩きやすいウォーキングシューズを履く ● **洋式の生活スタイルに変更：**椅子に座るようにする。洋式トイレやベッドを取り入れる ● **家事負担の軽減：**家族に協力を依頼する ● **感染の注意：**傷をつくらない、感冒やう歯、白癬に注意し、全身の清潔保護に努める
機能訓練の必要性	● 機能回復のため、筋力維持・向上できるよう意識的に訓練が必要 ● リハビリテーションの外来通院が必要か、医師に確認する
定期受診	● 人工関節の摩耗や変形、炎症症状などの異常の早期発見を図る

POINT

- ⊙ DVT予防のために下記を行う。
  - 早期離床の促進
  - 患肢の挙上（15cm以上）
  - 足趾・足関節の屈伸運動の促進
  - フットポンプ、弾性ストッキングの装着（ストッキングは術後3か月間装着）

デキナース

- 積極的に疼痛コントロールを行い、可動域訓練を行う。
- 訓練が進まない場合は、医師に報告し対応を検討する。

ココ知り

腓骨神経麻痺

- 総腓骨神経が腓骨頭付近で圧迫を受けることで生じる絞扼性神経障害。
- 麻酔中、臥床時など、腓骨頭がベッドに接地し長時間圧迫されることにより起こりやすい。

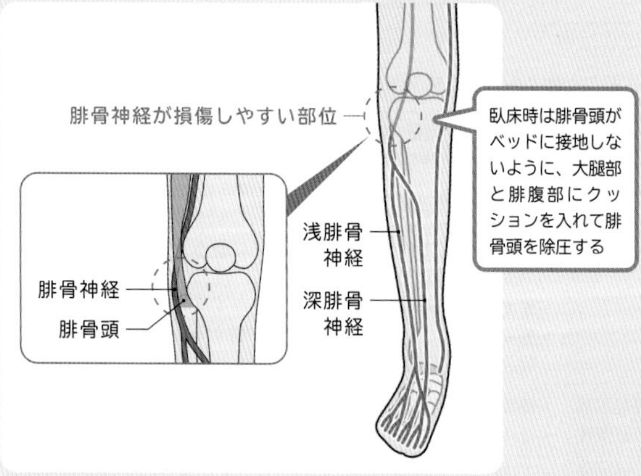

腓骨神経が損傷しやすい部位
臥床時は腓骨頭がベッドに接地しないように、大腿部と腓腹部にクッションを入れて腓骨頭を除圧する
浅腓骨神経
深腓骨神経
腓骨神経
腓骨頭

膝前十字靭帯損傷

スポーツ時などに強力な打撲、ねじれ、伸展が加わって生じることが多い。内側側副靭帯損傷や半月板損傷の合併が多い。不安定性を放置した場合、受傷後の内側半月板損傷をきたしやすい。

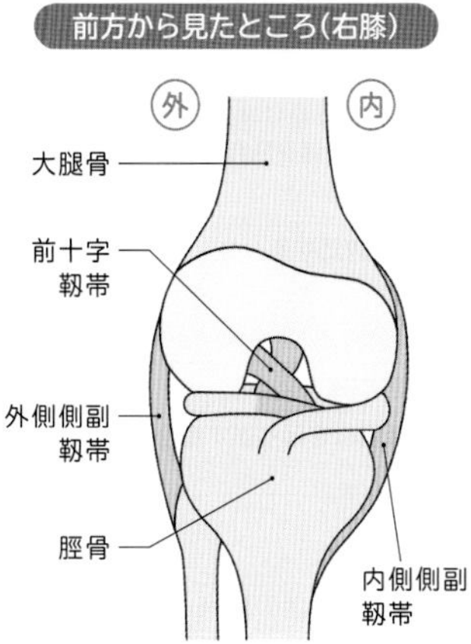
前方から見たところ(右膝)
外
内
大腿骨
前十字
靭帯
外側側副
靭帯
脛骨
内側側副
靭帯

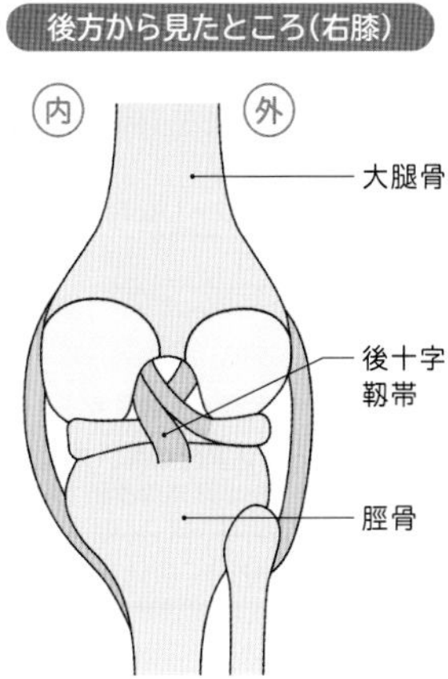
後方から見たところ(右膝)
内
外
大腿骨
後十字
靭帯
脛骨

主な原因と分類

接触型	接触プレーなどで膝を捻った際に膝関節が過度に外反し損傷
非接触型	ジャンプ着地や急な方向転換などで膝をひねった際に損傷

主な症状

- 受傷後、数時間以内に腫脹や疼痛が出現する。多くは1か月もすると軽減する。
- 慢性期には、膝関節の不安定性により、膝が外れるような感じや抜けるような感じ(giving way)を訴える。
- 放置すると、関節内の半月板や軟骨が損傷し、変形性膝関節症を発症するリスクがある。

POINT

◎ 急性期にはRICEを行う。

R	rest：安静	C	compression：圧迫
I	icing：冷却	E	elevation：挙上

主な検査

徒手検査	ラックマン（Lachman）テスト	●軽度屈曲位（20～30°）で大腿遠位部を片手で保持し、もう一方の手で脛骨近位端を前方に引く。前方への動揺性がみられる
	マクマレー（McMurray）テスト	●膝関節をひねり半月板にストレスをかけて、疼痛を誘発し、クリックを触知する
	アプリー（Apley）テスト	
画像検査	MRI	●損傷を確認する

治療

保存療法	●免荷　●装具療法　●大腿四頭筋訓練　など
手術療法	●（活動性の高いスポーツ選手や膝崩れを繰り返す場合）鏡視下前十字靭帯再建術（ACLR）

看護

基本的には（»p.105）と同様

術前の看護

▶ 膝をひねる動きは控えるように説明し、車椅子乗車や駆動、松葉杖の練習などを指導する。

術後合併症の観察

▶ 疼痛の部位と程度、腓骨神経麻痺の有無、創部の感染徴候、血栓症（DVT、PTE）を観察する。

ADL拡大時の注意点

初回離床時	●PTEの症状の出現に注意する ●可能な限り、事前に鎮痛薬を用いて除痛を図る
転倒の予防	●患者のADLに応じて、車椅子や松葉杖など適切な補助具を選択する ●硬膜外カテーテルが留置されている場合、下肢の脱力が生じることもあるので、転倒に十分注意する
支持面	●患肢を支える場合、移植した腱に負担がかからないように、大腿後面を支える

荷重制限	• 術後〜2週間：1/2荷重　• 術後2〜3週間：2/3荷重 • 術後3週間〜：全荷重
関節可動域訓練	• CPM（≫p.107）を用いて膝関節可動域運動を行う • 半月板縫合を行った場合、術後3週間までは屈曲90°制限があるため注意する
姿勢	• 再断裂予防のため、内転、内旋は避ける。立った状態で体をねじる場合は膝を軸にせず、体全体をねじるようにする（特に女性は立位時や端座位時に注意する）

退院指導

▶ 若年者に多いことをふまえて指導を行う。

日常生活の注意点	• **装具の使用**：医師の指示があるまで装着する（半月板縫合をした場合は後療法が異なるため医師に確認する） • **運動開始時期**：医師に確認して伝える • **感染の注意**：傷をつくらない、感冒やう歯、白癬に注意し、全身の清潔、保護に努める • **学校生活に向けて**：通学方法、階段昇降が問題なくできるか、トイレは洋式か、などを両親や学校にも確認する
機能訓練の必要性	• 機能回復のため筋力維持・向上できるように、退院後も意識的に訓練が必要 • リハビリテーションのため外来通院が必要か医師に確認する
定期的な外来受診	• 炎症所見などの異常の早期発見を図る

POINT

◎ PTEに遭遇した場合は、バイタルサインを測定し、医師に報告をする。

◎ 必要に応じて、心電図・SpO_2モニターの装着、酸素投与、静脈ラインの確保を行う。

テキナース

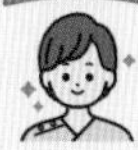

• 腓骨神経麻痺を予防するポイントは、腓骨頭の圧迫を避ける。大腿部と腓腹部にクッションを入れて腓骨頭を除圧する。

• 硬膜外カテーテルが留置されている場合、神経症状がカバーされてしまうことがある。膝装具（≫p.130）を装着する場合は、腓骨頭の圧迫により腓骨神経麻痺を生じやすいため、細心の注意が必要。

足関節骨折

関節に強い外力が加わって外果や内果(または三角靭帯)、脛腓靭帯結合損傷を受ける骨折である。

果部骨折

正面から見たところ(右足)

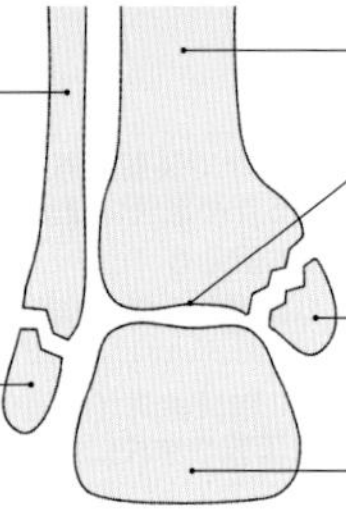
脛骨
腓骨
天蓋
内果
外果
距骨

分類

- 外果・内果・後果骨折がある。
- 転位が残存すると、変形性足関節症に移行することがある。

受傷機転にもとづくLauge-Hansen分類と、腓骨の骨折高位にもとづくWeber分類がよく用いられる。

主な症状

- 疼痛
- 皮下出血
- 腫脹
- 変形　など

POINT

- 足部・足関節は細菌が多く、感染率が高い。
- 腫脹が強い場合、水泡ができやすく、手術ができないおそれもある。
- 急性期にはRICE(≫p.110)を行う。

主な検査

- X線撮影

治療

保存療法	・薬物療法　・ギプス・シーネ固定(≫p.139)	
手術療法	腓骨(外果)	プレート固定
	脛骨(内果・後果)	スクリュー・ワイヤー固定
	脛腓間スクリュー	脛腓間に不安定性があれば固定(スクリューの代わりに、タイトロープなどの靭帯固定具を用いることもある)

手術療法

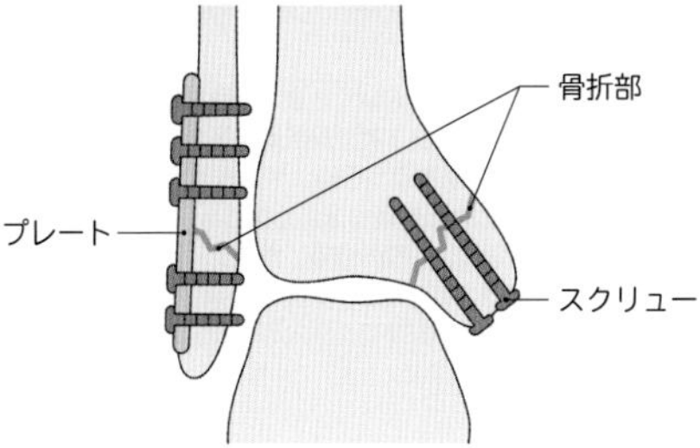
正面から見たところ（右足）
骨折部
プレート
スクリュー

看護

術後の看護

観察ポイント	• 疼痛の部位と程度 • 神経症状の観察 • 深部静脈血栓症（DVT）、肺血栓塞栓症（PTE）の症状の有無 • 動脈触知（足背動脈、後脛骨動脈） • ギプス障害の有無（≫p.140） • 血液データ（WBC、CRP、Dダイマー）	
退院指導	日常生活の注意点	• **装具の使用**：医師の指示があるまで装着する • **ギプス固定**：シャワー浴の際に濡らさないようにビニールで覆う • **転倒の注意**：患者のADLに応じて適切な歩行補助具を選択し、転倒には十分注意する • **運動開始時期**：医師に確認して伝える • **感染の注意**：創をつくらない、創部を濡らさない、感冒やう歯、白癬に注意し、全身の清潔保護に努める • **浮腫の予防**：座位や臥位の際、患肢を挙上する
	機能訓練の必要性	• 機能回復のため筋力維持・向上できるように、退院後も意識的に訓練が必要 • リハビリテーションの外来通院が必要か、医師に確認をする
	定期外来受診	• 炎症所見などの異常の早期発見を図る

豆知識　脊髄くも膜下麻酔と硬膜外麻酔

整形外科では、全身麻酔のほかに、脊髄くも膜下麻酔での手術も行っている。
脊髄くも膜下麻酔とは、脊髄くも膜下腔に局所麻酔薬を注入し、脊髄神経を麻酔する方法である。下肢手術(膝関節鏡視下手術、半月板手術、骨折整復術、足関節手術など)に用いられ、2時間以内の手術が適応となる。
合併症として、呼吸抑制、頭痛、硬膜外膿瘍、髄膜炎、硬膜外血腫、神経障害などがある。長時間の手術が予想される場合や、術後鎮痛目的として硬膜外麻酔(硬膜外腔にカテーテルを留置して局所麻酔薬を注入し、硬膜外腔の側方にある脊髄神経根を麻酔する)を併用することもある。　(青柳純子)

看護のポイント

休薬の確認	•抗血小板薬や抗凝固薬は休薬が必要 •必ず休薬されていることを確認する
転倒予防	•脊髄くも膜下麻酔の持続時間は、2～2.5時間といわれている。麻酔の回復は、運動神経、知覚神経、交感神経の順といわれるが、麻酔作用が残っている場合、患者を車椅子に移乗しようとして下肢に力が入らずに、転倒するインシデントがときどき起こる •十分に回復したかのように見えても、車椅子移乗は危険を伴うものと認識しながら介助する必要がある •硬膜外麻酔も下肢麻痺のリスクは同様であるため、麻酔が効きすぎる場合は医師に確認し、注入速度を変更する。ただし、硬膜外血腫を疑う場合はドクターコールをする
尿閉の観察・ケア	•麻酔で仙骨部の副交感神経が遮断されることにより、一時的に尿閉が起こる •膀胱の過伸展を防ぐため、手術室から帰室した際に膀胱用超音波画像診断装置(ブラッダースキャンなど)で尿の貯留を確認する •自尿を促しても出ない場合は、導尿で対応する。膀胱用超音波画像診断装置がない場合は、補液量500mLをめやすに導尿を行う •尿が溜まりすぎていると、自然にあふれ出てくることもあるため、ベッドに防水シーツを敷いて対応する
神経症状の観察	•硬膜外麻酔の影響で、知覚鈍麻が生じることがある •腓骨頭が圧迫されると腓骨神経麻痺が生じるため、腓骨頭の除圧を行い、麻痺が生じていないか観察する
ルートの管理	•カテーテル刺入部やチューブの固定がずれていないか、接続部が逸脱していないか、指示通りの注入速度になっているか確認する •自己調節鎮痛法(PCA)のボーラス方法や、チューブ・容器の取り扱い方法(引っ張ったり、落としたりしない)などについて患者に説明する

踵骨骨折

足根骨（足の甲から踵の部分にある７つの骨）の骨折のなかで、最も頻度が高い。

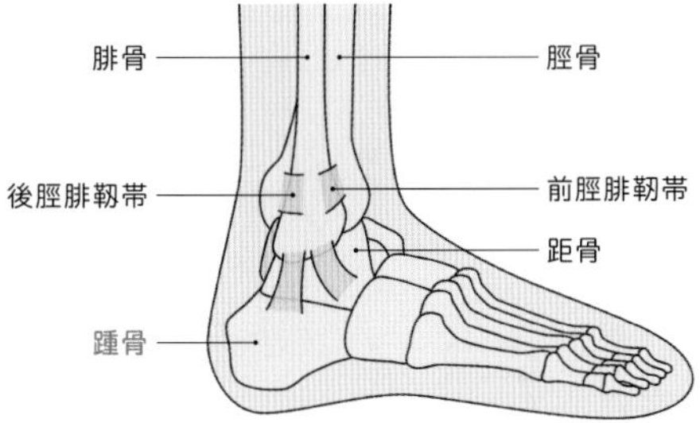
腓骨
脛骨
後脛腓靱帯
前脛腓靱帯
距骨
踵骨

主な原因

- 高所から転落した際に、足底で着地して踵部を強打して受傷することが多い。
- 骨粗鬆症などで骨がぜい弱化している場合、アキレス腱の牽引などの介達外力によって受傷することもある。

主な症状

- 疼痛
- 変形
- 腫脹
- 水疱ができやすい

主な検査と分類

X線撮影	Essex-Lopresti分類
CT	Sanders分類

治療

保存療法	● 薬物療法	● ギプス・シーネ固定（» p.139）
手術療法	● ピン・スクリュー固定	● ワイヤー固定

看護

基本的には（» p.113）と同様

患者指導のポイント	● RICE（» p.110）の徹底 ● **転倒予防**：歩行状態に応じて適切な歩行補助具を選択する ● **荷重**：医師に荷重が可能なのかを確認して伝える ● **薬物療法**：鎮痛薬の内服

足関節靭帯損傷（捻挫）

前距腓靭帯、踵腓靭帯、後距腓靭帯の損傷を総称したもの。

内返し（内側に捻る）による受傷

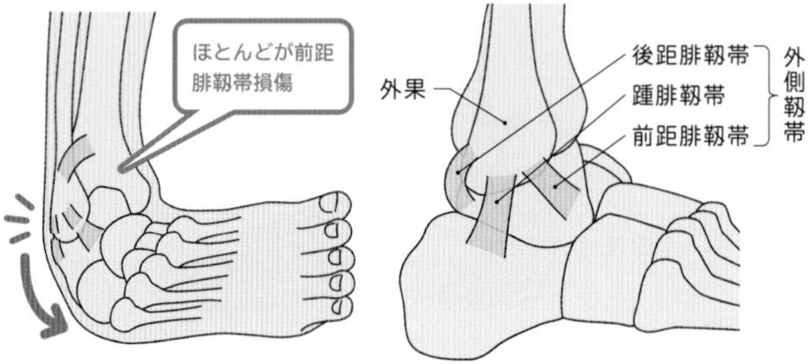
ほとんどが前距腓靭帯損傷
外果
後距腓靭帯
踵腓靭帯
前距腓靭帯
外側靭帯

分類

- 損傷の部位別に前距腓靭帯、踵腓靭帯、後距腓靭帯の損傷がある。
- 損傷の程度には、部分的に切れている場合（部分断裂）と、完全に切れている場合（完全断裂）がある。

好発部位

外側靭帯損傷	• 足関節靭帯損傷の大部分を占める • 内返しの強制により生じる
遠位脛腓靭帯損傷	• 外返しの強制により生じる • 単独損傷は少なく、多くは果部骨折に合併する
内側靭帯損傷（三角靭帯損傷）	

主な症状

- 疼痛（内返しで疼痛が増強する）
- 腫脹
- 皮下出血
- 圧痛　など

主な検査

- X線撮影
- MRI
- CT

治療

▶ 保存療法を第一選択とし、改善しない場合は手術療法を選択する。

保存療法	外固定	テーピングや足関節装具 • 軽症例で使用する • ギプス固定後や運動療法中にも用いられる
		ギプス・シーネ固定（≫ p.139） • 重症例では3～6週間固定する • 経過をみて、歩行ギプスに変えて荷重を加えていく
	運動療法	再発予防に向けた腓骨筋群トレーニングやバランス訓練、可動域訓練
手術療法	• 靭帯縫合術 • 靭帯再建術	

看護

弾性ストッキング着用のポイント

▶ 足関節、腓腹部の周径を測定し、サイズ表から適合サイズを選ぶ。適合サイズが複数ある場合は中央値に近いサイズを選択する。

▶ サイズが合わない、皮膚障害を生じたときは、弾性包帯の巻き上げを行う（≫ p.142）。

▶ つま先、踵を合わせる。

▶ 履き口が丸まったり、引っ張りすぎないように注意し、生地が均一に引き延ばされるよう、たるみやしわ、よじれがないように装着する。

▶ 発赤やびらん、水疱、かぶれがないか、1日1回は観察する。

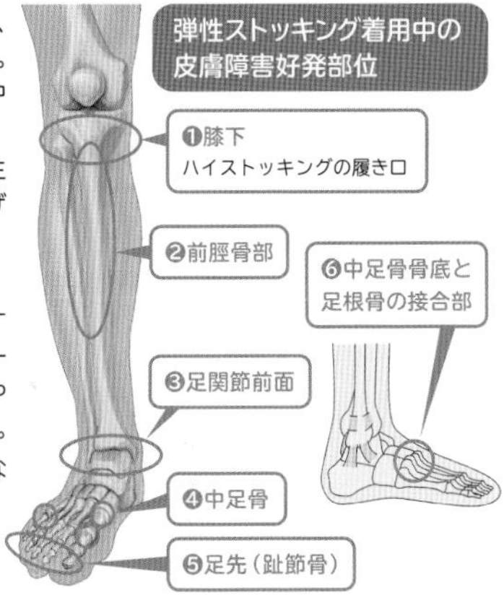
弾性ストッキング着用中の
皮膚障害好発部位
❶膝下
ハイストッキングの履き口
❷前脛骨部
❸足関節前面
❹中足骨
❺足先（趾節骨）
❻中足骨骨底と
足根骨の接合部

POINT

⊙ 弾性ストッキングから足先が出ると締め付けが強くなるため、出さない。

⊙ 下肢手術では下肢に腫脹がみられる可能性が高いため、サイズアップを検討する。

手術療法

ドレーン管理

ドレナージは、手術後に血腫を予防し、腫脹による疼痛の軽減、創部の感染予防、治癒促進を目的として行う。目的に応じて、一定の陰圧をかけて排除する場合と、開放状態で排除する場合がある。

観察項目

排液	色	正常：血性から漿液性（淡血性や漿液性など色で表現をする） 時間の経過とともに薄くなっていく  血性　淡血性　漿液性 異常：血性が強くなる場合は医師に報告する 特に脊椎術後は髄液漏に注意をする（» p.81）  血性　髄液漏
	性状	正常：さらさらとした排液 異常：粘稠度が高くなると閉塞を起こしやすくなる 混濁は感染の可能性があるため、医師に報告する
	におい	正常：無臭～やや生臭い 異常：悪臭
	量	正常：経過とともに、徐々に減少していく 異常：排液量が1時間で100mLを超える場合は、医師に報告する 排液量が極端に少ない場合は閉塞を疑い、ミルキングを行う 改善がない場合は、医師に報告する 排液バッグの許容量を超える前に廃棄する、廃棄量を記録しておく

ドレーン刺入部の皮膚		●発赤、腫脹はないか
ルート管理	吸引圧	●陰圧または平圧の状態が維持されているか
	ドレーンチューブ	●屈曲や閉塞がないか ●逸脱しないようにテープ固定されているかどうか確認 ●ルート刺入部と途中の固定テープにマークをつけて、引っ張られて抜けていないかを確認
	設置	●逆行感染を防ぐため、創より低い位置に設置されているか
バイタルサイン・自覚症状		●疼痛、圧迫感はないか

ココ知り

ミルキング

●ドレーンチューブ内に詰まった輸液を流す手技。凝血塊などによりチューブが閉塞しないように、刺入部から排液バッグに向けて行う。

ポータブル持続吸引排液システム (J-VAC サクションリザーバー)

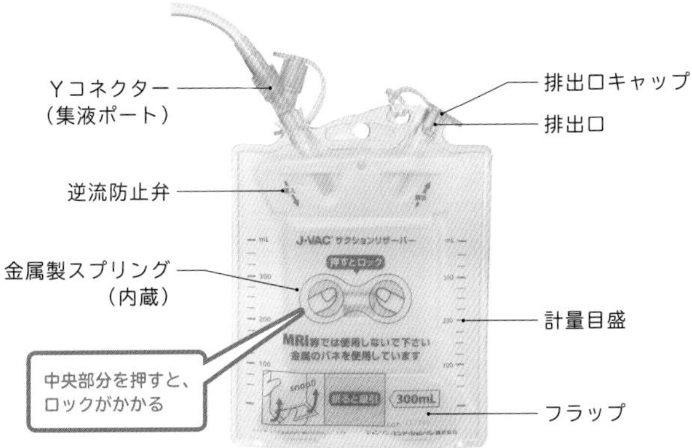
Yコネクター
（集液ポート）
逆流防止弁
金属製スプリング
（内蔵）
中央部分を押すと、
ロックがかかる
排出口キャップ
排出口
計量目盛
フラップ
J-VAC サクションリザーバー
押すとロック
MRI等では使用しないで下さい
金属のバネを使用しています
300mL

（画像提供：ジョンソン・エンド・ジョンソン株式会社 メディカル カンパニー）

管理の注意点

- 排出口を開けて、バックが膨らんだ状態が平圧。この状態から中央部分をロックがかかるまで押し、排出口を清潔操作で閉じる。その後、下部を手前に折り曲げることで陰圧になる。
- 側面の排液量の目盛りを読む際は、平圧にして確認する。
- ミルキング時は、手やアルコール綿で把持しながら行う。
- チューブはシリコン製で傷つきやすいため、ミルキングローラーを用いてミルキングすることは避ける。
- スタンダード型の場合、ばね部分が磁性体のため、MRI撮影は禁忌。

POINT

◎ 排出口を開けることで感染のリスクが高まるため、計りを使用し重さを測定することで、排液量を確認し、排液の廃棄は定時で行うなど最小限にする。

低圧持続吸引器（SBバック）

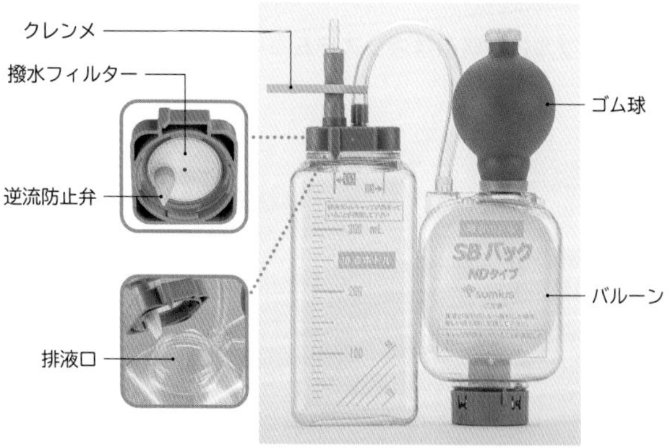

クレンメ
撥水フィルター
逆流防止弁
排液口
ゴム球
バルーン
SBバック

（画像提供：SBカワスミ株式会社）

管理の注意点

- バルーンが膨らんでいると圧がかかっている（陰圧）、しぼんでいると圧がかかっていない状態（平圧）である。
- 排液を吸引する陰圧の強さ（バルーンの大きさ）は、医師の指示を確認する
- ミルキング時は各接続部が外れないようにし、ローラー鉗子を使用して刺入部から排液ボトルに向けて行う。過度にしごくと、チューブが傷つき破断したり、チューブ内腔がつぶれて吸引不能となるため、注意しながら行う。
- 排液ボトルの容量いっぱいに排液がたまると、陰圧ではなくなってしまうため、排液量にも注意する。
- 排液の廃棄は、クレンメを閉じてから行う。
- 圧をかけるときは、クレンメを閉じた状態で排液ボトルの蓋を閉じ、ゴム球をポンピングしてバルーンを膨らませる。その後、クレンメを開いて吸引を再開する。

POINT

⊙ 創部より低い位置に設置し、排液の逆流を防ぐ。

⊙ 吸引器を傾けたり逆さにすると、排液が吸引ボトル内に入り込む恐れがある。排液が吸引ボトルに移行した場合は、ただちに吸引を中止し、新しい本品に交換する。そのため、できる限り垂直に保つ。

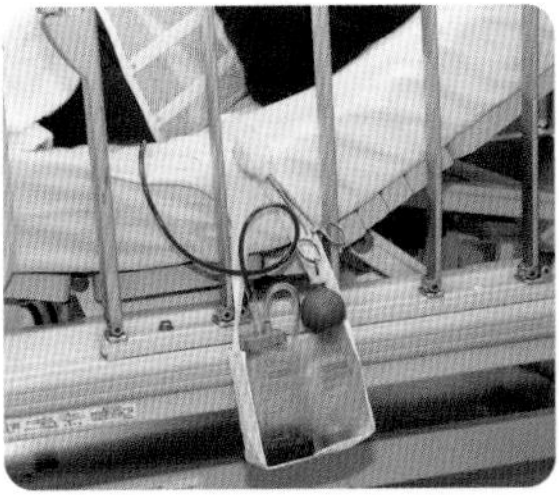

デキナース

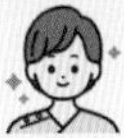

- 排液量の減少を認めた場合、体位による影響がないか、あわせて確認する。
- もしも、ドレーンの逸脱や破損を認めた場合は清潔なガーゼで保護し、医師に報告する。
- ドレーンの接続部が外れた場合は、クランプして医師に報告する。

術後合併症の観察・ケア

術後の全身管理

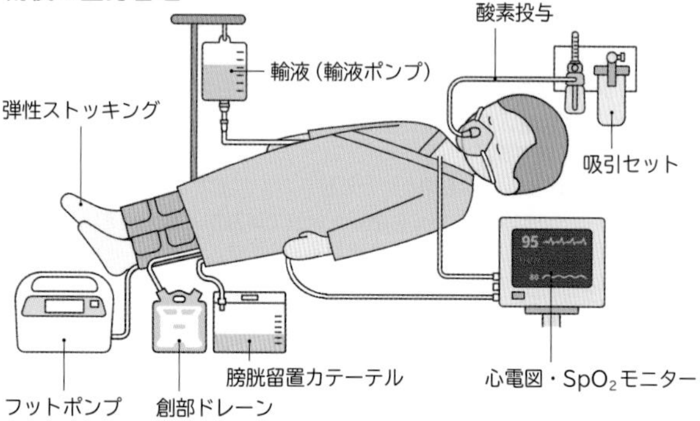
酸素投与
輸液（輸液ポンプ）
弾性ストッキング
吸引セット
95
膀胱留置カテーテル
心電図・SpO_2モニター
フットポンプ
創部ドレーン

酸素投与	● 全身麻酔による呼吸抑制後の呼吸を補助するために、酸素を投与する
吸引セット	● 麻酔による気道分泌物を取り除いたり、嘔吐による吐物の誤嚥を防ぐことができるように準備をする
輸液	● 術前後の絶飲食や手術侵襲により循環血漿量の維持のために、輸液投与が必要となる
膀胱留置カテーテル	● 術後の安静による排泄の介助や、循環血液量のモニタリングのために、尿量を確認する目的で留置されることがある
フットポンプ 弾性ストッキング	● 深部静脈血栓症（DVT）の予防目的で、弾性ストッキングに加えてフットポンプがベッド上で使用される
心電図モニター	● 心拍数、SpO_2、心電図をリアルタイムで測定することで、異常の早期発見ができる ● 当院では、既往歴や術中の状態によって、医師の指示のもと使用する
創部ドレーン（» p.118）	● 排液量や性状を観察する ● 挿入・留置部位や圧などを確認し、鉗子での固定をしっかり行う

術後の主な合併症

呼吸器合併症	●術直後は、麻酔の影響で気道内分泌物や吐物、挿管による声門浮腫などにより、気道閉塞の可能性がある。それにより、低酸素血症や無気肺、肺炎などの呼吸器合併症を起こすリスクがある 観察 術直後は呼吸状態(酸素飽和度、型、呼吸数、胸郭の動き、呼吸困難感など)を観察し、医師の指示のもと酸素吸入をできているか確認する 対応 異常がある場合には、医師に報告する
術後出血	●術中の止血不足や血管の結紮糸の弛緩、抗凝固薬の影響などにより、術直後～術後48時間に術後出血が起こりやすい ●術後出血が続くと血圧低下、冷汗、意識障害などの症状が出現し、最悪の場合、出血性ショックを引き起こす ●治療として、輸液や輸血、再手術による止血が行われる 観察 創部やドレーンなどの出血量を観察する 対応 1時間に100 mL以上の出血が続く場合には、医師に報告する
術後感染症	●手術操作や体内留置物(人工関節やドレーンなど)により、手術部位に細菌が入ることで手術部位感染(SSI)が起こる ●手術に関連した呼吸器感染症、尿路感染症などは遠隔部位感染(RI)と呼ばれる ●SSI予防のために術前後の抗菌薬の投与が行われる 観察 発熱、頻脈などのバイタルサインを観察するとともに、創部の発赤、腫脹、熱感、滲出液などの感染徴候にも注意する
術後疼痛	●術後は手術操作による創部痛や術中の同一体位による疼痛が出現する。疼痛が続くことにより、循環・呼吸状態の増悪や、離床の遅延につながるため、疼痛の程度を観察し、疼痛コントロールを行う 観察 疼痛には個人差があるため、スケール(»p.44)を使用したアセスメントを行う 対応 鎮痛薬の使用や体位調整により疼痛をコントロールする

術後せん妄	● 手術による侵襲や環境の変化、睡眠不足などにより、術後1日以降に見当識障害や認知機能低下を引き起こす。下記に示すリスク因子により発症しやすいとされている ● 見当識障害や幻覚、妄想、不眠、興奮などの症状が出現し、安静を保てない、チューブ類の自己抜去など危険な行動がみられることもある 観察 入院時から術後せん妄のリスクをアセスメントする 対応 ● 患者がせん妄ハイリスク群にあたる場合は、患者の安全を守るためにセンサーや抑制帯をあらかじめ用意しておくことが大切 ● 疼痛コントロール、早期離床、転倒や事故抜去の予防のための環境整備、症状に対する薬物治療の検討などを行う
深部静脈血栓症(DVT)	● 術中、術後の臥床の継続により、下肢に静脈血がうっ滞して血栓ができる。血栓が肺に流れると、肺血栓塞栓症(PTE)を引き起こし、呼吸困難などを招く 観察 下肢の腫脹や色調、ホーマンズ徴候(» p. 95)を観察するとともに、下肢の自動、他動運動や早期離床、弾性ストッキングやフットポンプによる血流改善により血栓を予防する(» p.108)。また、離床時には呼吸困難感や酸素飽和度を観察する

術後せん妄の主なリスク主な因子

- 70歳以上の高齢者
- 脳血管障害の既往
- せん妄の既往
- 認知症の既往
- アルコール多飲
- 内服薬

せん妄を引き起こしやすい主な薬剤

三環系抗うつ薬	クロミプラミン、アミトリプチリン など
抗不安薬、睡眠薬、気分安定薬など	ロラゼパム、ゾルピデム、炭酸リチウム など
H_2ブロッカー(消化性潰瘍治療薬)	ファモチジン、シメチジン など

牽引法

骨折や脱臼の整復と固定、手術までの整復位の保持を目的として行われる。

牽引の種類と適応

▶ 下記のほか、大腿骨骨折ではスピードトラック牽引が適応となる。

	直達牽引	介達牽引
種類	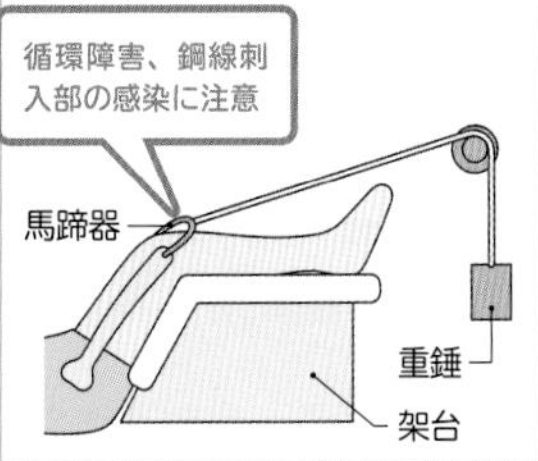 循環障害、鋼線刺入部の感染に注意 馬蹄器 重錘 架台	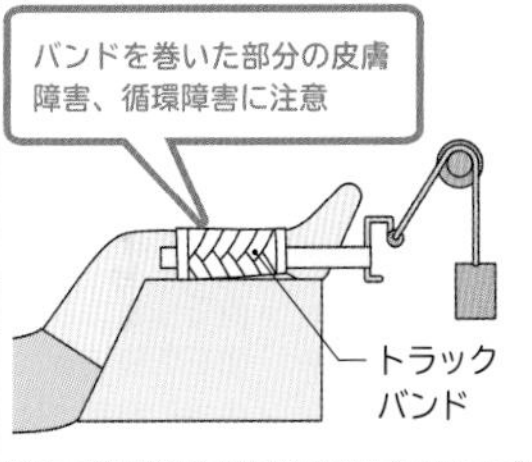 バンドを巻いた部分の皮膚障害、循環障害に注意 トラックバンド
適応	● 骨折の転位が大きい場合	● 骨折の転位が小さい場合 ● 牽引力が弱くてもよい場合
特徴	● 骨に直接鋼線を刺入し、患部に持続的に牽引力を加える方法 ● 大きな牽引力がかけられるが、観血的操作をするため、感染や疼痛などの影響が出現しやすい	● 骨あるいは関節疾患部に間接的に牽引力をはたらかせる方法 ● 直達牽引より簡便だが、牽引力が弱く皮膚障害を起こしやすい

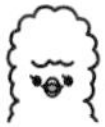

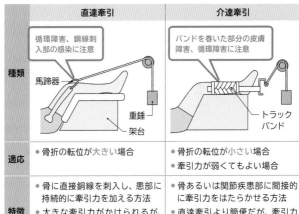

POINT

◎ 直達牽引と介達牽引で使用する物品が異なるため、それぞれの必要物品とその目的を理解しておく。

牽引中の看護

患部の観察	●骨折部位の腫脹がないか ●ピン刺入部は出血、発赤、疼痛、滲出液、腫脹がないか ●下肢のしびれ、知覚鈍麻や運動障害はないか
牽引機器のチェック	●**重錘**：ベッドに触れていないか、床についていないか、指示どおりの重さか ●**牽引ロープ**：リネンに触れていないか、滑車から外れていないか、ゆるみはないか ●正しい方向に牽引されているか
感染徴候	●患部の発赤、腫脹、疼痛、刺入部のガーゼ汚染などはないか観察する ●尿路感染（牽引中の体動困難によりトイレに行けないため、患者自身が水分摂取を控えてしまい尿路感染につながる可能性がある）が生じないよう飲水励行する
腓骨神経麻痺（母趾内側の感覚障害）	●腓骨頭部の圧迫を避けるため、架台のカバー位置または座布団を調整する ●外旋に対してはクッションを使用し、回旋中間位を保持する
DVT、脂肪塞栓（FE）、肺血栓塞栓症（PTE）	●患肢挙上、足趾・足関節の底背屈運動、健側の弾性ストッキング着用、飲水の励行 ●ホーマンズ徴候、呼吸困難、SpO_2を観察する
循環障害	●皮膚色、末梢冷感、足背動脈触知を観察する
肺合併症	●安静状態では、浅くゆるい呼吸になるため、肺機能が低下しやすい ●高齢者の場合、誤嚥性肺炎を起こしやすいため、予防に努める
褥瘡予防	●適宜、体位変換や除圧を行い、好発部位（踵、仙骨部、»p.27）の圧迫を避ける ●エアマットレスを使用する
筋力低下、関節拘縮予防	●足趾・足関節の底背屈運動、健側の筋力トレーニング、患側の大腿四頭筋の等尺運動などを行う

POINT

- 牽引を外す際に急に外してしまうと、整復されていた部分が解除されて疼痛が増強するため、馬蹄器を引っ張りながら外して、牽引した状態で保持する。

牽引中の精神的ケア

- 牽引中の患者は、体動制限により大きなストレスを抱えている。そのため、**精神的な苦痛へのサポート**を行い、不安を表出しやすい雰囲気や信頼関係を構築できるようにかかわることが大切である。
- 患者や家族は牽引を目にして、驚きや恐怖感、疼痛への不安をもつことが多い。患者や家族に牽引の目的を説明し、疼痛があれば遠慮なく伝えるように声かけをし、過度の緊張や不安の軽減に努める。
- ベッド上での安静による苦痛を緩和するため、気分転換が図れるような**環境整備**や**清潔面の援助**を行う。

デキナース

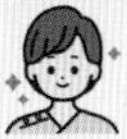

- 疼痛時は、疼痛スケール（»p. 44）などを使用しながら鎮痛薬の効果を評価し、患者と医療者は疼痛の程度を共通理解していく。
- 床上安静のため、患者ができることは限られているが、患者ができることは患者自身が行っていけるように援助する。

ココ知り

牽引法

- 牽引とは、持続的に引っ張り負荷をかけることである。
- 骨折により転位している骨を持続的に牽引することで、転位を治し整復する。

装具の使用❶ 脊椎装具

脊椎装具は、体幹の固定、患部の安静・変形の予防、支持性(良肢位)の保持、骨折後の患部の免荷(体重の支持)などの目的で、脊椎の屈曲、伸展、回旋を制限する装具である。

脊椎装具の種類と適応

▶主に硬性装具と軟性装具に分けられ、部位別に形状、名称、機能が変わる。

頸椎カラー

弱 ← 固定性 → 強

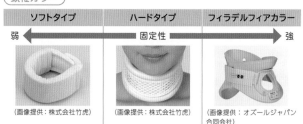

ソフトタイプ	ハードタイプ	フィラデルフィアカラー
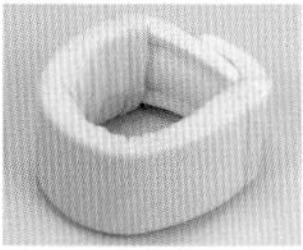	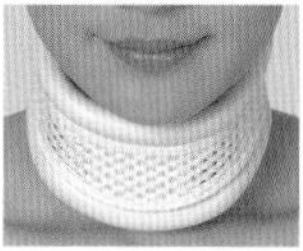	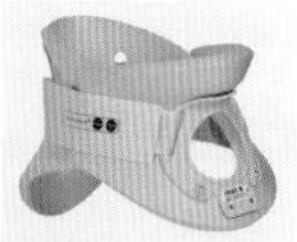
(画像提供:株式会社竹虎)	(画像提供:株式会社竹虎)	(画像提供:オズールジャパン合同会社)

腰椎コルセット

弱 ← 固定性 → 強

軟性コルセット	硬性コルセット	ジュエット型コルセット
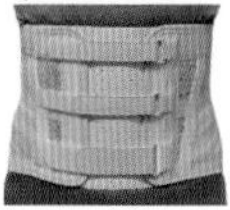	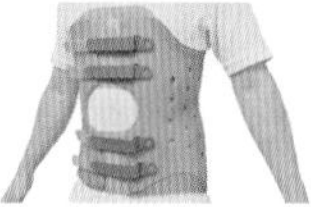	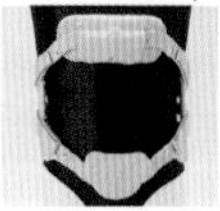
(画像提供:株式会社徳田義肢製作所)	(画像提供:株式会社徳田義肢製作所)	(画像提供:中村ブレイス株式会社)
●やわらかく吸収性に優れたメッシュ素材などが用いられる ●動きによる負荷を軽減し、痛みを緩和する目的で使用	●プラスチックや金属などの硬い素材でできているため、しっかり固定できる ●動作が大きく制限される	●前方の胸骨パッド、恥骨パッド、後方のパッドの三点支持により、胸腰椎の伸展位を維持する ●胸腰椎にかかる圧迫を軽減する目的で使用

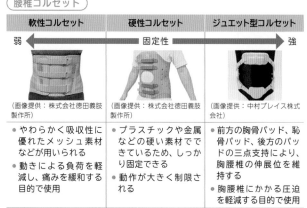

装着とケアのポイント

- 皮膚障害を防ぐため、必ず肌着を着用し、コルセットを皮膚に直接当てないようにする。
- 正しい位置に装着できていることを確認する。
- 腰椎コルセットは、圧迫による悪心や不快感が生じていないか確認する。ベルトをきつく締めすぎると、胃部が圧迫され食欲低下の原因となるため、締めすぎないように注意する。
- 随時、装着状態を観察し、ずれやゆるみなどが生じている場合は適切な位置に戻し、ベルトを締め直す。
- 採型時よりも痩せたり太ったりしてコルセットが身体に合わないときは、修理を依頼する。

POINT

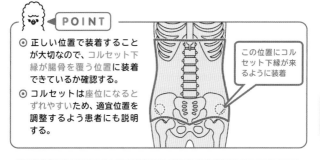

- 正しい位置で装着することが大切なので、コルセット下縁が腸骨を覆う位置に装着できているか確認する。
- コルセットは座位になるとずれやすいため、適宜位置を調整するよう患者にも説明する。

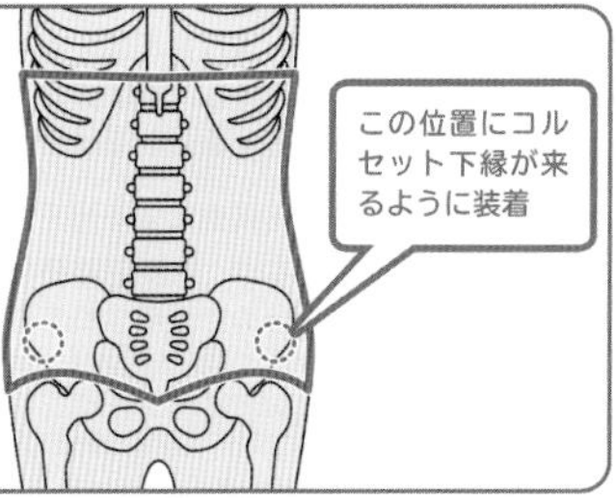
この位置にコルセット下縁が来るように装着

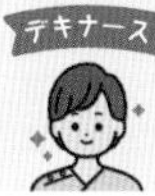
デキナース

- 装具と皮膚の接触部位が皮膚とこすれることで皮膚障害になりやすいため、タオルなどを当てて予防する。
- 圧迫による皮膚障害や褥瘡にも注意する。

装具の使用❷ 膝装具

膝装具は、膝関節を外部から安定化させる装具である。

膝装具の種類と適応

- 装具はその目的によって、予防的膝装具、治療的膝装具、機能的膝装具に大別される。
- 疾患により伸展タイプと屈曲タイプを使い分ける。

予防的膝装具	● 膝の側方不安定を予防する
治療的膝装具	● 外傷直後や膝靱帯再建術、半月板の縫合術後などに損傷あるいは再建組織に対する過剰な外力を避け、膝関節の運動を制限し、損傷部分の治癒の促進や軟部組織の二次損傷を予防する目的で使用
機能的膝装具	● 靱帯損傷による膝不安定性の制動を目的とした装具 ● 現在は、治療用膝装具やスポーツ復帰時に再損傷を予防する目的で使用されることがある

伸展タイプ	屈曲タイプ
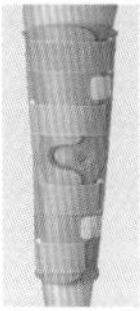 ● 膝蓋骨骨折やその他の膝関節疾患において、膝関節を伸展位に固定する必要がある場合に使用	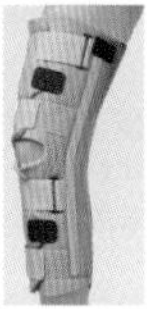 ● 膝関節の靱帯損傷や半月板損傷、その他の膝関節疾患で、膝関節を屈曲位でサポートする必要がある場合に使用

（画像提供：日本シグマックス株式会社）

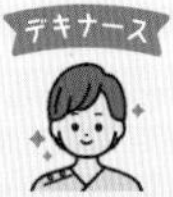
デキナース

- 装具は24時間装着していると、ゆるみや同一肢位での圧迫が生じる可能性がある。それにより、皮膚障害や腓骨神経麻痺を生じるリスクがあるため、適宜装具を付け直すように注意する。
- 皮膚の発赤や傷がないか、腓骨神経麻痺による足趾・足関節の背屈困難が生じていないかを評価する。

装具の使用③ 肩装具

肩装具は、術後患部の安静と疼痛軽減、良肢位の保持を図るための装具である。特に肩関節は最も可動域が大きい関節であり、軽度の力学的ストレスでも痛みを生じ、二次的な筋緊張の亢進をきたしかねない。

肩装具の適応

- 肩装具は、腕吊りと外転枕で構成され、肩関節を軽度外転位に保持し、修復部へのストレスを軽減することや、腱板をはじめとする肩関節周囲筋の緊張をやわらげるといった目的がある。
- 胴ベルトで上肢を体幹に固定することによって、上肢の安定性を高める。
- 腱板断裂後の疼痛除去、腱板修復術後、関節包術後、肩関節脱臼に対する術後、人工関節術後の肩関節の安静などに適応がある。

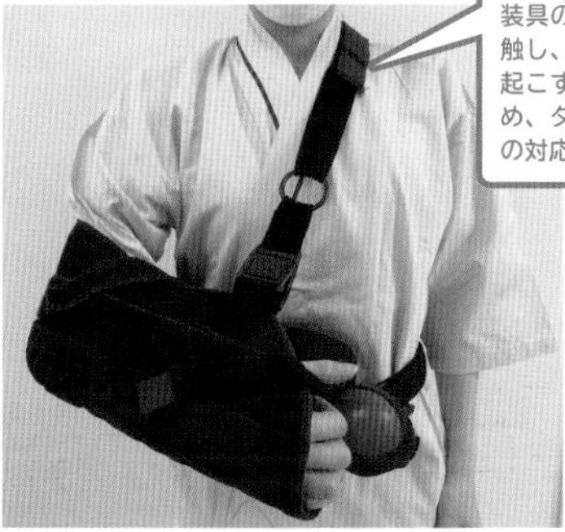

装具のベルトが首に接触し、皮膚障害を引き起こす可能性があるため、タオルを挟むなどの対応を行う

POINT

- 外転装具の装着めやすは以下の点に注意する。
  - 両肩の高さが同じ
  - 内転外旋しないようスリングの中に腕を入れる
  - 肘は肩よりも前方となるようにする
  - 肘がスリングの奥まで入る
  - 脇は密着せずに、こぶし1つぶんを空ける

デキナース

- 装具を着用しながら日常生活を送ることは、患者にとって「もどかしい」「ストレス」「家に帰れるか不安」と感じることがある。理学療法士（PT）や作業療法士（OT）と協力して、リハビリテーションを行うことが重要である。
- 必要時は転院調整、自宅退院の場合は家族の協力体制・家族への装具装着の指導を行う。

三角巾の適応

▶ 三角巾装着の目的は、骨折部の固定（上腕骨近位端骨折）や良肢位の保持が挙げられ、また浮腫予防で挙上するために使用される。

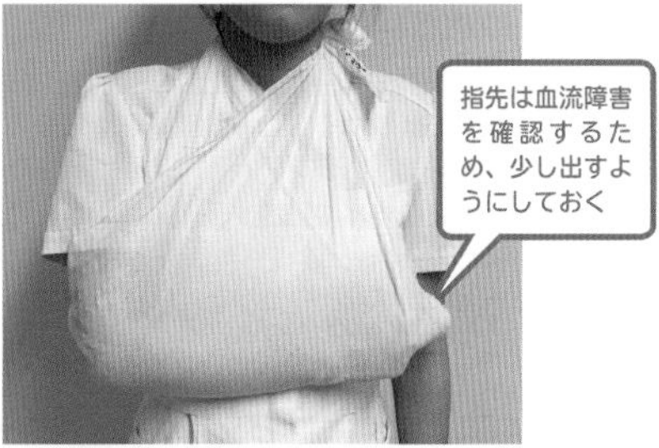
指先は血流障害を確認するため、少し出すようにしておく

三角巾装着中の観察ポイント

良肢位が保てているか？	観察 長時間の三角巾の着用により、手の位置がずれることがある 対応 適宜確認を行い、良肢位を保てるように調整する
頸部に擦れはないか？	観察 頸部周囲など、三角巾が触れる部分の皮膚が擦れていないか観察する 対応 擦れている場合、ガーゼやタオルを挟み込んで、三角巾が直接皮膚に触れないよう対応する

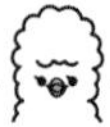

POINT

- 上腕骨近位端骨折で使用する場合、三角巾のみで痛みが強いときはバストバンドでさらに固定することで安定性が増す。
- 無理に上へつり上げることはせずに、重力にまかせて腕を降ろした位置で固定する。
- 三角巾は結び方や結び目を適宜変えて、荷重がかからないようにする。

装具の使用④ ハローベスト

頸椎装具のなかで最も制動性が高い装具である。

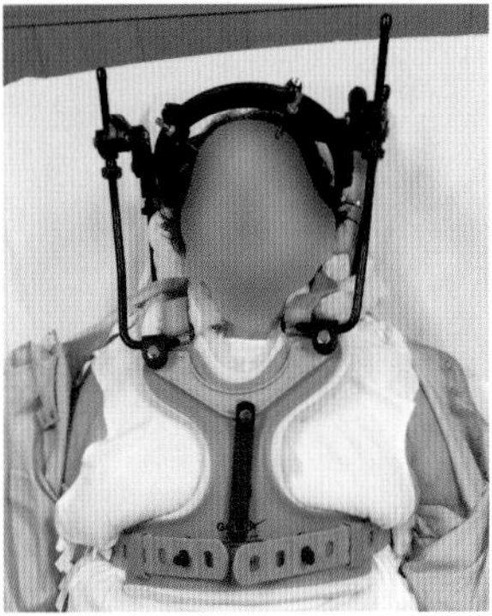

ハローベストの適応

- 不安定性の強い頸椎の骨折や脱臼、手術までの一時的な固定が必要な場合に使用する。

装着時

- ハローベストのピンの装着は、医師により清潔操作で行われる。

観察ポイント

バイタルサイン	● ベストによって胸郭の動きが制限されるため、呼吸状態の変化が起こりやすい
脊髄麻痺症状	● ベストやねじがずれたままになると、牽引がゆるみ、頸椎脱臼・脊髄麻痺症状（四肢のしびれ、脱力、知覚・運動障害）が起こる
消化器症状	● 腹部のベスト（バンド部分）の圧迫が強いと、悪心・嘔吐などの消化器症状を引き起こすことがある ● 頸部の運動性の固定とベストの胃部圧迫によって、食道通過障害が起こる場合がある
感染徴候	● 頭蓋骨部分の皮膚から直接ピンを刺入している ● 刺入部の疼痛・出血・発赤・腫脹・滲出液の有無を観察する
正しく装着できているか	● 頭部の圧迫感、装着部位の皮膚障害、ピンのゆるみ、顔面のひきつれなど、異常がある場合は医師に報告する

POINT

◎ ベストのゆるみやずれがある場合、十分な牽引・固定が不可能になるため、すみやかに医師に報告する。ただし、看護師がベストの調整を行ってはいけない。

デキナース

- 心肺蘇生が必要なときは、前面のベストを外す必要がある。ベストの取り外し方は製品によって違いがあるため、事前に外し方を確認しておく。

日常生活援助

食事	• 視野が制限されるため、食事のセッティングを行う • ストローを使用することで水分が摂取しやすい
ベッド上のポジショニング	• 頭部や肩に隙間ができると負担がかかるため、小枕を使用する 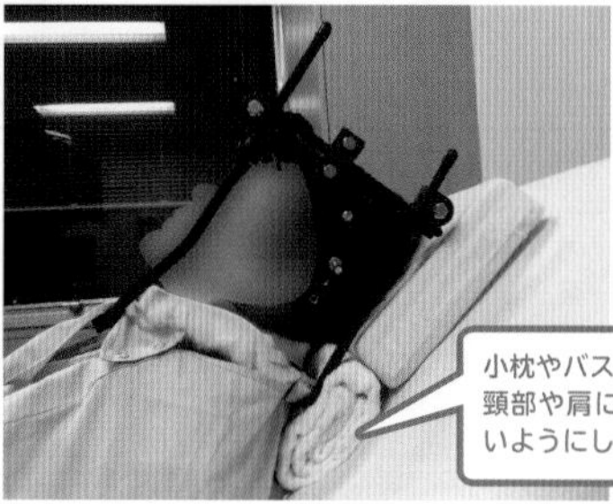 小枕やバスタオルを使用し、頸部や肩に負担がかからないようにしている
離床・体位変換の介助	• 肩や殿部を支え、支柱は愛護的に持つことが必要 • 視野が制限されるため、足元が確認しにくい。また重みでバランスがとりにくいため、転倒しないよう注意が必要 • ベッド柵など周りにぶつからないように注意する

保清	● ベストはゆるめずに清拭を行う ● ベストの内側は羊毛であり、皮膚障害が生じないよう、ひもやマジックテープで外せる肌着を用いる 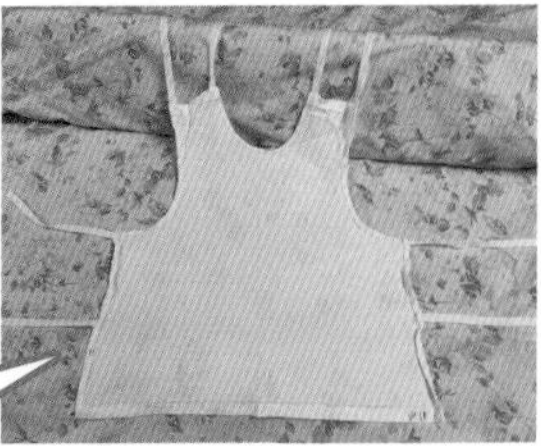 専用の肌着を用いる ● シャンプーは、ピン刺入部の出血が治まっていれば流水で可能であるが、ムートンが濡れないように注意する ● ベストのベルトをゆるめる際は医師の立ち合いが必要

ハローベスト装着中の清拭

▶ ベストの隙間からタオルを差し込んで清拭する。

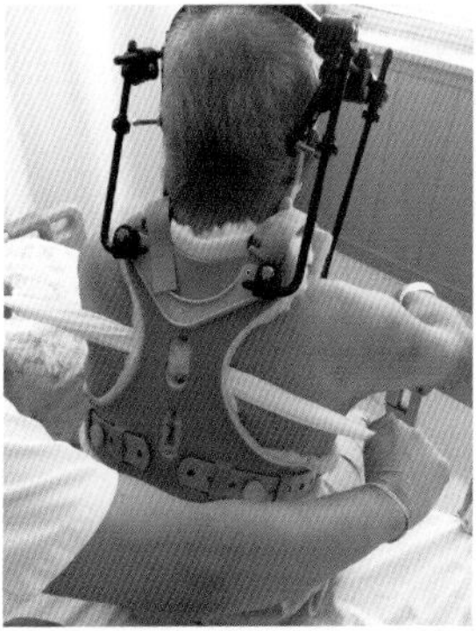

POINT

◎ 保清時、ベスト内に湿気が残ると臭いの原因となるため、必ず乾拭きを行う（施設によって異なるが、当院ではシャワーは行っていないため）。

テキナース

● ハローベスト装着後の姿を患者が初めて見た際、自身の姿に驚きやショックを感じる可能性があるため、患者の気持ちに寄り添うかかわりや声かけが必要。
● 今後の治療方針を医師に確認し、患者がハローベストの装着期間や安静度など知ることで、不安の軽減に努めることができる。

創外固定法

骨折部を安定させるために直接固定を行わず、骨折部から離れた骨に銅線やピンを刺入し、フレームで固定する方法である。

創外固定の種類・目的

一時的創外固定	内固定が困難な場合（粉砕骨折、感染リスクがある場合）に、安定化させる
根治的創外固定	外傷などで骨が一部欠損した状態に対する骨延長術（イリザロフ法）や、骨の変形融合に対する矯正を行う

一時的創外固定

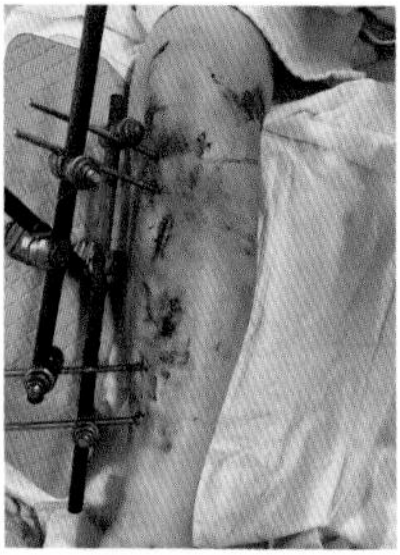

根治的創外固定

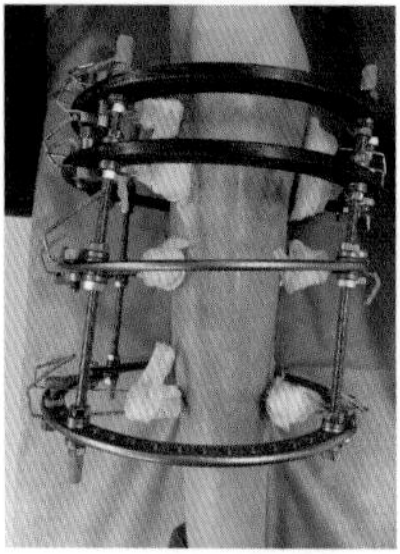

ココ知り

骨延長術

- 切断した骨を緩徐に延長させることで、骨組織や軟部組織の再生能を利用して骨延長を図る方法である。イリザロフ法が代表的であり、0.5mm～1 mm/日ずつ延長する。延長方向を間違えると短縮するケースがあるため、医師の指示のもと延長する。また患者への指導も必要である。
- 新鮮外傷や骨髄炎、骨腫瘍切除などにより、高度の骨欠損が生じた場合や、低身長をきたす疾患に対して行われる。

創外固定中の観察項目

- 骨折部や創部の疼痛の有無・程度
- ピン刺入部や患肢の感染徴候の有無
- 出血や滲出液の有無・性状・量
- 末梢神経障害の症状の有無（しびれ、疼痛、知覚鈍麻）
- 患肢の虚血症状の有無（皮膚の色調、冷感、疼痛、爪甲色、感覚障害）

創外固定中の管理

患肢の挙上

▶ 静脈還流の促進のため、安楽枕やクッションなどで患肢を挙上する。その際、踵や腓骨頭の圧迫に注意する。

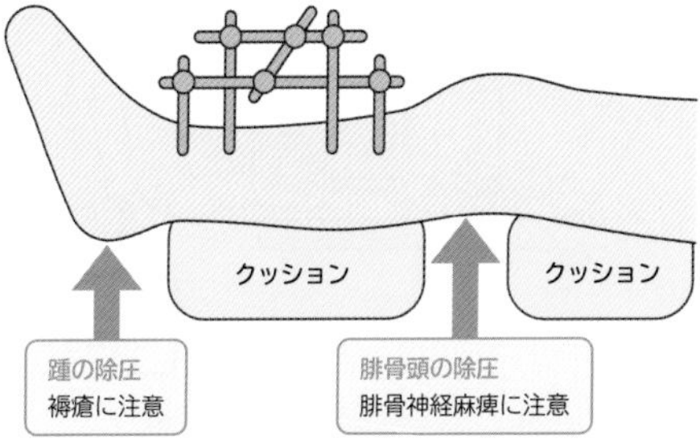

クッション
クッション
踵の除圧
褥瘡に注意
腓骨頭の除圧
腓骨神経麻痺に注意

移動時

▶ 移動時に患肢を支えると疼痛増強の原因となるため、創外固定部を把持する。

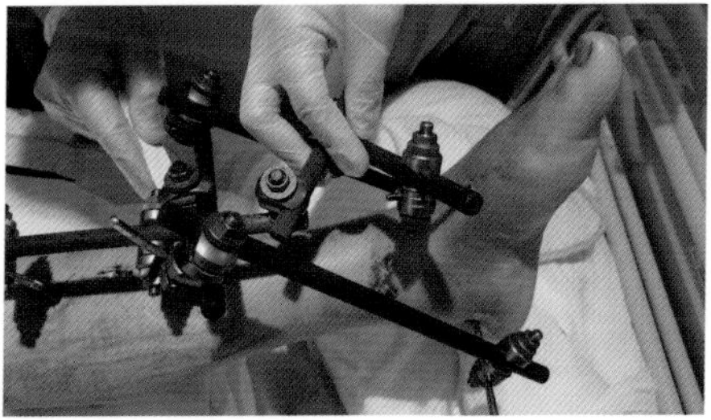

シャワー浴時の管理

- 状態が落ち着けば、シャワー浴が許可される。
- ビニール巻きの場合は、支柱でビニールが破けることがあるので、タオルなどで保護する。
- 水が入らないように、皮膚とビニールの間に隙間がないようテープで密着させ、患肢はなるべく挙上する。
- 創部の状態によっては直接シャワーをかけてよい場合もあるため、医師に確認する。

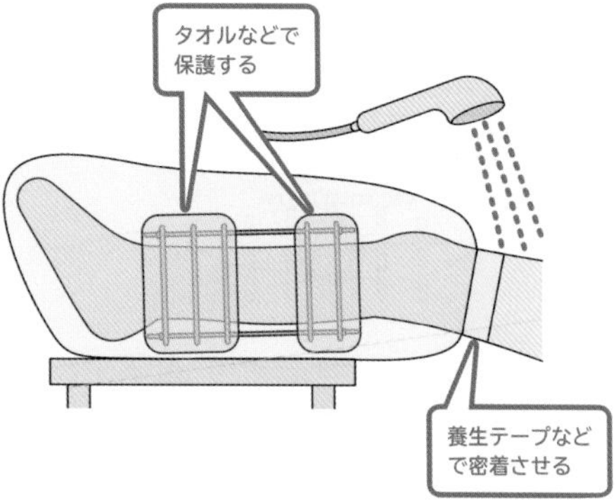

タオルなどで保護する
養生テープなどで密着させる

デキナース

- 治療が長期にわたることもあるため、精神的なサポートが必要である。

ギプス治療

ギプスによる固定は、局所の安静を得るために最もよく用いられてきた簡便で有効な固定法である。損傷を受けた骨や筋肉、靭帯などは、固定を行うことにより疼痛をやわらげ、治癒を促進できる。

ギプスの種類

ギプス	包帯状に巻くもの
ギプス副子	患肢の片面～半周に副子（添え木）を当てて固定したもの ●ギプス・シーネ：プラスチックギプス包帯を折り重ねて帯状にしたものを、患肢に当てて固めたもの ●ギプスシャーレ：患肢に全周性にギプスを巻いて、硬化した後に半切して作製したもの

有窓ギプス

- 開放創、手術創に一致する部位を開窓し、創の観察や治療ができるようにしたもの

歩行ギプス

- ギプスの足底部にヒールをつけて、荷重歩行ができるようにしたもの

免荷ギプス

- 歩行はできるが直接患部に荷重がかからないようにしたもの
- 下腿骨折に対する膝蓋腱支持ギプス（PTBギプス）など

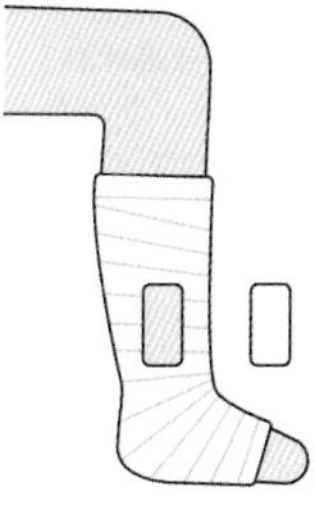

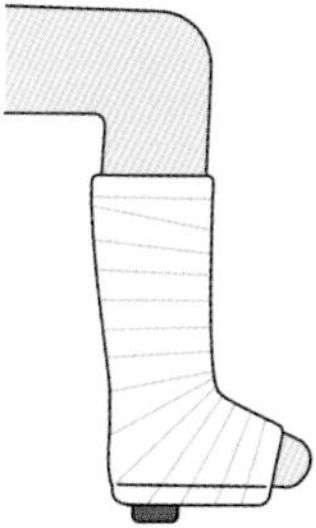

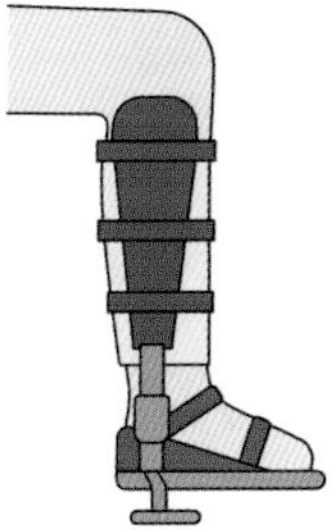

ギプス装着中の観察項目

▶ 下記の項目がないか観察する。

循環障害 (浮腫や腫脹などのため、ギプスにより締め付けられ血流障害を起こしやすい)	疼痛の有無、皮膚の色調、温度、爪甲色、浮腫、腫脹	疼痛の増強やしびれの出現、循環障害、運動障害の出現があれば、医師に報告
神経障害 (ギプス包帯・シーネによる神経圧迫障害で神経麻痺を起こしやすい)	疼痛、しびれ感、知覚異常の有無、手足の指の動き	それまでになかったしびれの出現や運動麻痺があれば、医師に報告
褥瘡、創部周囲の皮膚	掻痒感、疼痛、発熱、悪臭の有無、分泌物の漏出、ギプスの当たる部分の皮膚の状態	皮膚症状があれば、医師に報告し、診察を依頼する 褥瘡 部には保護材を貼付し、ギプスに直接触れないようにする

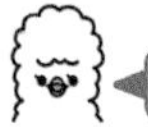

POINT

◎ **足関節部は軟部組織が少ないため、皮膚の血行が悪くなり、皮膚合併症(水疱、皮膚壊死など)を発症する可能性が高い。**

デキナース

- ギプスを巻き替えるタイミングで創部周囲の皮膚状態を観察し、あわせて清拭も行う。

ギプス装着中の注意点

- ギプスを濡らさない
- 浮腫予防のために挙上する
- シーネは勝手に外さない
- 下肢ギプスやシーネ固定されており、免荷の場合は指示を守る
- 拘縮予防のため、動かせる部位はできる限り動かす

デキナース

- 鎮痛薬を使用しても痛みが軽減しない場合は、コンパートメント症候群が考えられるため、ただちに医師に報告し、ギプスに割りを入れてもらう。
- ギプスカットはギプスカッターを用いて行うため、患者は刃物であることや音により恐怖心を感じる。患者の恐怖心や不安を軽減するため、あらかじめ説明を行い、実施中も声かけを行う。

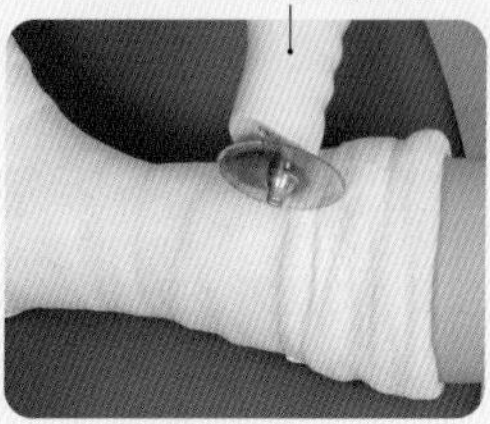
ギプスカッター

POINT

⊙ ギプスによる腓骨頭の圧迫により、腓骨神経麻痺（しびれをはじめとする知覚障害や運動麻痺、»p.108）が生じる。

ココ知り

コンパートメント症候群

- 骨折や打撲などの外傷が原因で血腫形成や筋腫脹によって強固な筋膜、骨、骨間膜に囲まれた筋区画（コンパートメント）の内圧が上昇。その結果、筋肉や神経、血管が圧迫され、末梢循環が障害され、壊死や神経麻痺を起こす。

コンパートメント症候群の症状6P

❶疼痛（Pain）	❹蒼白（Pallor）
❷腫脹、緊満（Pressure）	❺感覚異常（Paresthesia）
❸脈拍の消失（Pulselessness）	❻麻痺（Paralysis）

包帯法

骨折後の保存治療、脱臼整復後の固定、変形の矯正、手術後の患部の安静、浮腫の改善などさまざまな目的で用いられる。また、上肢や下肢の切断術後、下肢の静脈血栓予防のための巻き上げにも使用する。

包帯法の種類と適応

▶包帯の種類には、綿・ガーゼ包帯、弾性包帯、ネット包帯、ギプス包帯などの種類があり、部位や用途によって使い分ける。

種類	巻き方	適している部位
環行巻き	●同じ箇所に重ねて巻く方法	●同じ太さで小さい範囲の患部 ●巻き始め・巻き終わり部
螺旋巻き	●包帯の1/2～1/3をずらしながら、末梢側から中枢側に向けて螺旋状に巻く方法	●長さがある部位
折り返し巻き	●包帯を身体の形に沿わせて、折り返しながら巻く方法 ●包帯の重なりはV字になる	●太さの異なる部位
亀甲巻き	●包帯を交差させて巻いていく方法	●肘関節や膝関節など、屈曲・伸展する部位
麦穂巻き	●８の字を描くように交差させて巻いていく方法	●肩関節、足関節など

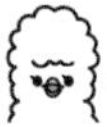

POINT

◎きつく巻きすぎてしまうと血流が阻害されてしまうため、圧迫しすぎず、同じ圧力で巻くようにする。

移動補助具❶ 車椅子

下肢の神経症状や筋力低下がある場合、免荷指示がある場合に使用する。術後の初回離床でも使用することが多く、早期離床を図ることができる。

車椅子の種類

普通型車椅子

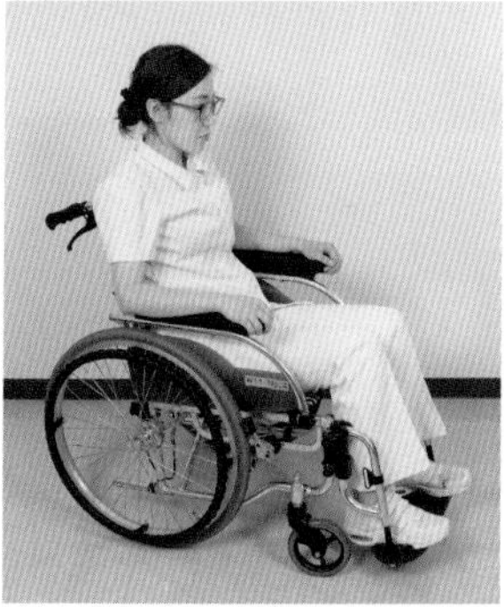

リクライニング型車椅子

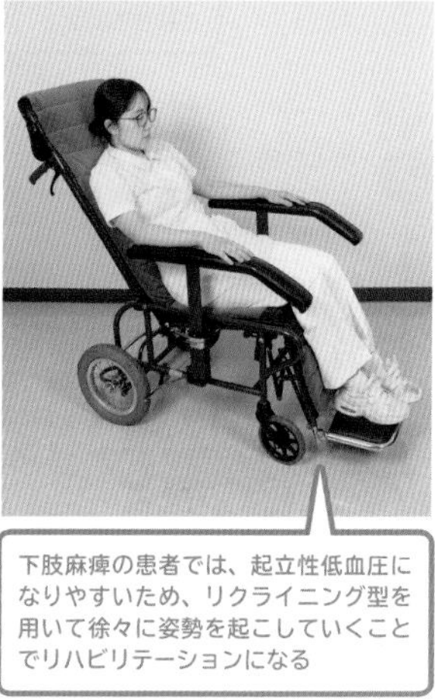

下肢麻痺の患者では、起立性低血圧になりやすいため、リクライニング型を用いて徐々に姿勢を起こしていくことでリハビリテーションになる

POINT

◎ 患者の身体や状態に合わせたサイズや種類を選択する。

車椅子の移乗（右足：健側、左足：患側）

ベッド→車椅子のとき

1. ベッドサイドに車椅子を配置し、ベッドの高さを調整する

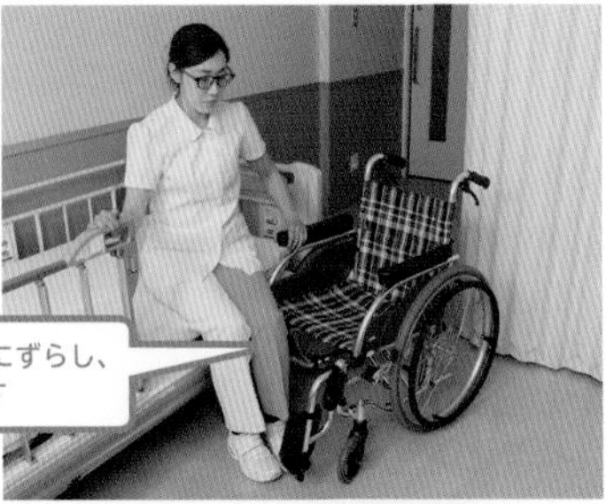
殿部を少し前にずらし、
患肢を前に出す

2. ベッド柵と車椅子のアームサポート（肘掛け）を持って立ち上がる

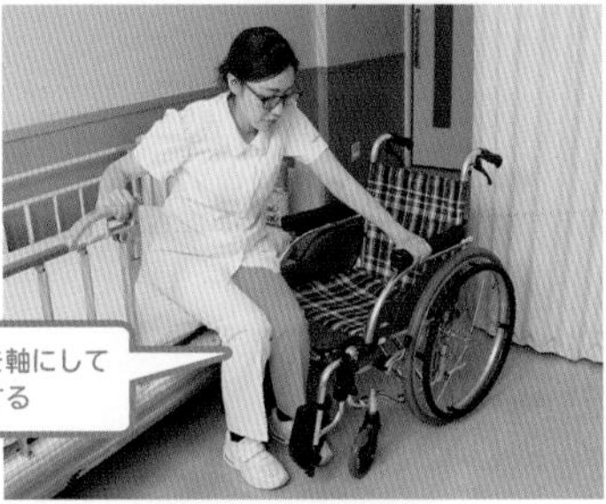
健側を軸にして
移乗する

3. 殿部を車椅子側に向けてゆっくりと回転し、両手でアームサポートをつかみ、座る

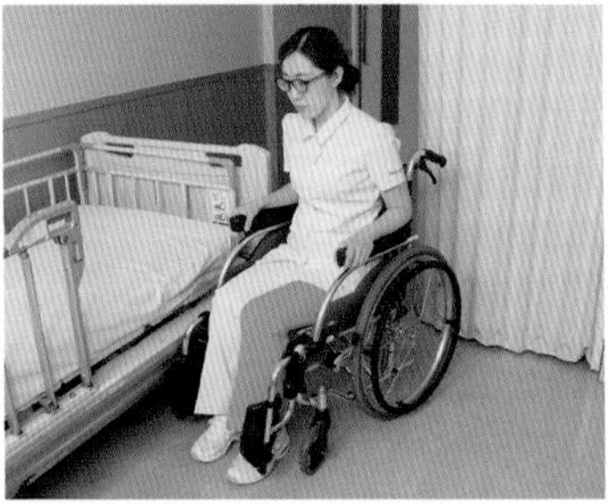

車椅子→ベッドのとき

1 車椅子上で殿部を少し前にずらし、患肢は前に出す

2 ベッド側の手でベッド柵をつかむ

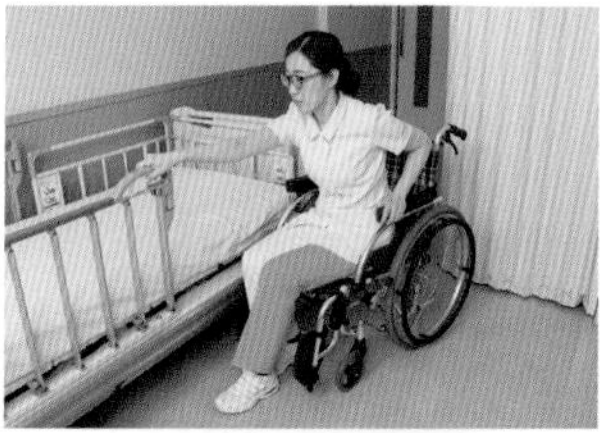

3 そのまま立ち上がり、殿部をゆっくりとベッド側に向けて回転する

4 ベッド柵と近いほうのアームサポートをつかんだまま、ゆっくりと座る

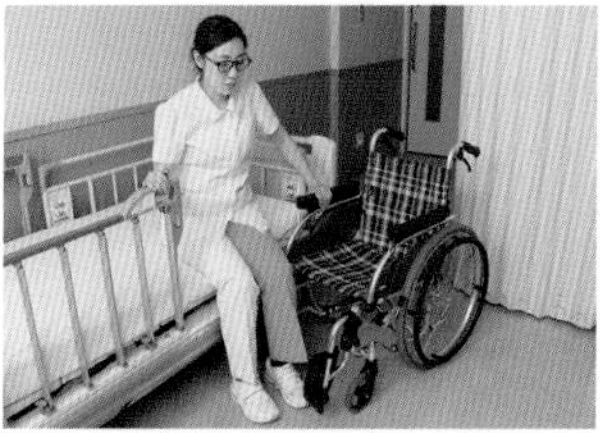

POINT

- ベッドと車椅子間の移乗は、動かしやすい健側から行い、ベッドと車椅子の高さを調整して行う。
- ベッド上（または車椅子上）で殿部を少し前にずらすことで、重心移動が行いやすくなる。
- 移乗の際は車椅子のブレーキがかかっていることを必ず確認する。

デキナース

- 立ち上がりが困難な場合は、座面にクッションを入れて高くすると、立ち上がりやすくなる。
- アームサポートやフット・レッグサポートを外したり、スライディングボードを使うことで、患者や看護師の負担を軽減することができる。

移動補助具❷ 歩行器

歩行の補助具として、立位や歩行のバランスがとりづらい患者が使用する。いくつかの種類があり、患者の状態に合わせて選択する。

四輪型（前腕支持型）歩行器

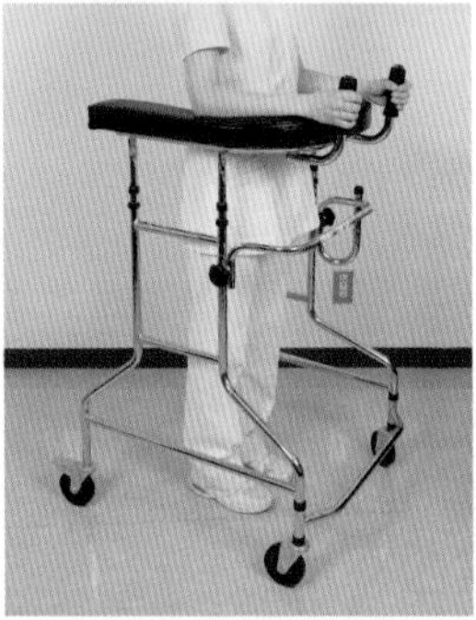

- 歩行能力が、平行棒内歩行と杖歩行の中間に位置する患者が適応となる。
- 歩行器の高さは、前腕を歩行器の上に置いて肘が90°になる高さに合わせる。
- 寄りかかって前傾姿勢にならないようにする。

POINT

- ブレーキがないため、立位をとる際などに歩行器につかまって立ち上がらない、スピードを出しすぎないよう指導する。

交互型（ピックアップ型）歩行器

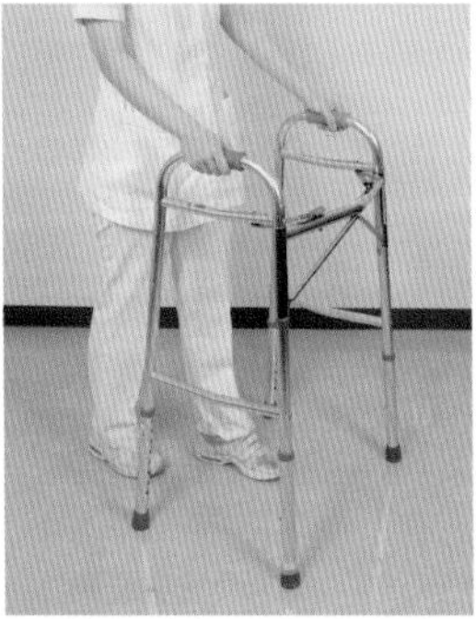

- 両手で歩行器を持ち上げて前に出し、歩行器に体重をかけて足を出して進む。
- 四輪型歩行器と比べ、上肢の筋力が必要となる。

デキナース

- THA、TKA後は、歩行器の高さを低めに調整しておくと、その後の杖歩行に移行しやすくなる（杖の高さに慣れるため）。

移動補助具③ 松葉杖

免荷指示などで下肢患部の安静が必要な患者で、上肢の筋力がある場合などに使用する。

長さの調整

1. 松葉杖の先端を両足のつま先から前・横どちらも15 cmのところにつく
2. 腋窩支持部（脇あて）は指が2、3本入る高さ、グリップ（握り）は大転子付近の高さに合わせる

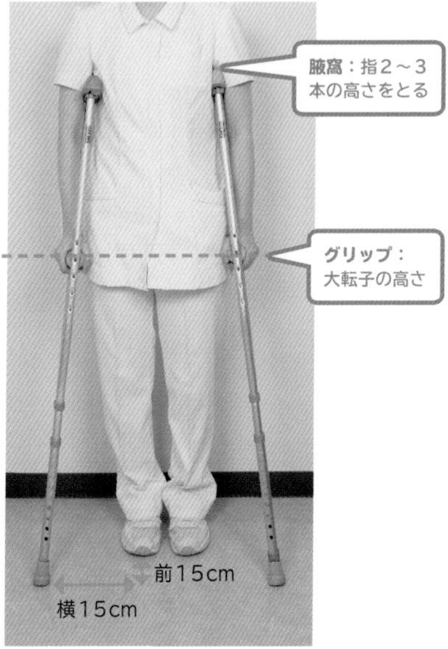

腋窩：指2～3本の高さをとる
グリップ：大転子の高さ
前15cm
横15cm

POINT

- 脇で挟み、手で支持することで安定性が高い。
- 高さが合わない場合や腋窩で支えてしまうと、皮膚障害や神経障害につながるため注意する。
- 上肢の筋力やバランス能力が必要となる。

松葉杖を用いた歩き方（右足：健側、左足：患側）

①

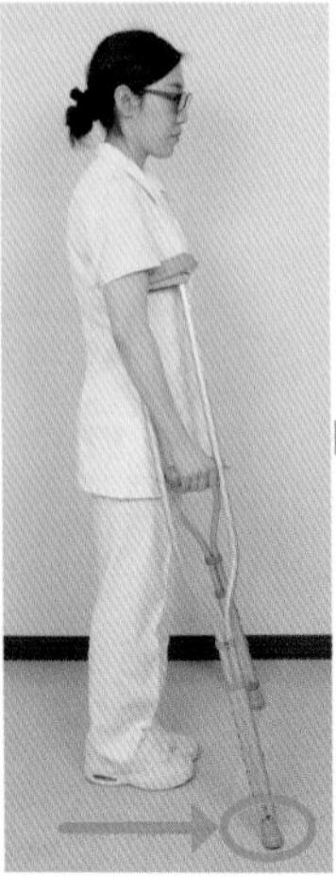

左右の松葉杖を前に出す

②

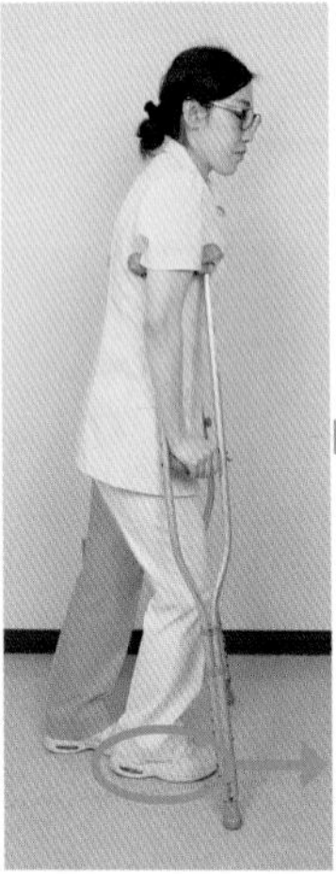

脇を締め、グリップで体重を支えながら身体全体を前に振り出す

③

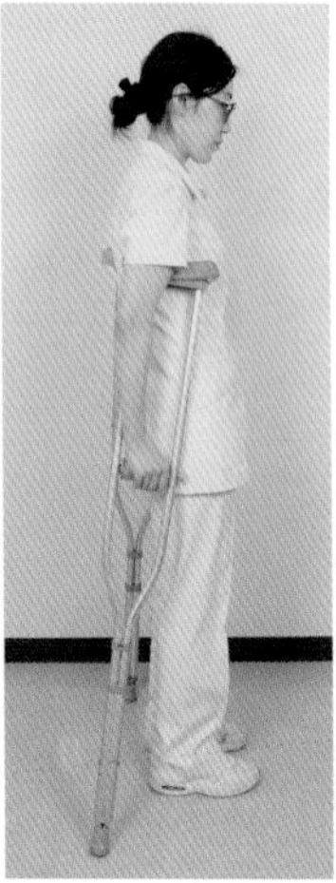

健側の足を松葉杖の前につく

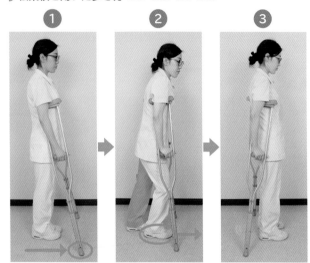
デキナース

- 松葉杖の腋窩支持部やグリップのゴムはすり減っていないか、ネジが緩んでいないか、あわせて確認する。
- ゴムの部分に包帯を巻くことで、脇や手へのあたりをやわらかくすることができる。

移動補助具❹ 杖

歩行は可能であるが、身体の支持が必要な患者が使用する。場所をとらず、どこでも使いやすいため、ADL拡大後の自宅退院のめやすにもなる。

杖の種類

T字杖

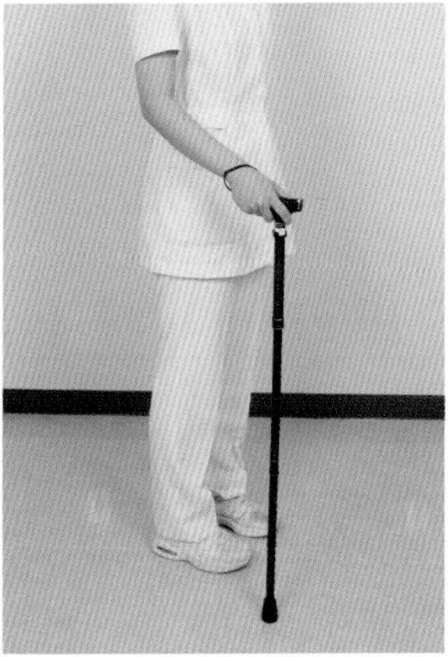

- 滑りにくく、体重をかけやすい
- 最も一般的

ロフストランド杖

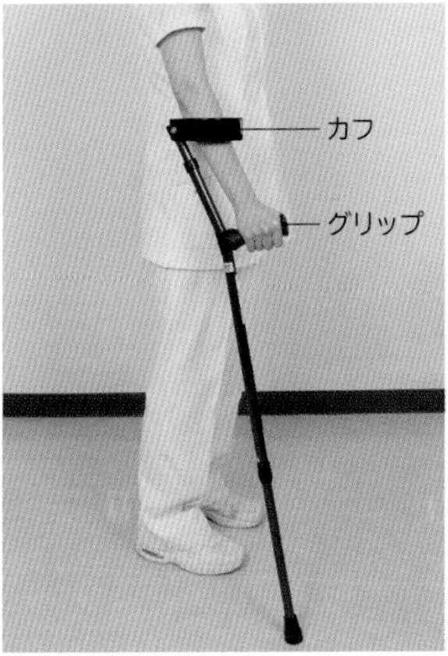
カフ
グリップ

- 前腕を支えるカフがついているため、カフとグリップの2か所で体重を支えることができるため、握力や腕力が弱くても使える

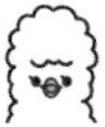

POINT

- 杖は健側で持つことが推奨されている。
- 下肢の負担を減らすことができるため、高齢者では日常的に使用することも多い。
- 持ち手や軽さなど、患者の状態に応じて選択することができる。

長さの調整

1. 杖の先端を、杖を持っている側の足の前、横15cmのところへつく
2. そのままの状態で、肘が軽く曲がる程度（約30°）の高さにする

POINT

◎ **杖のグリップは大転子の高さに合わせる。**

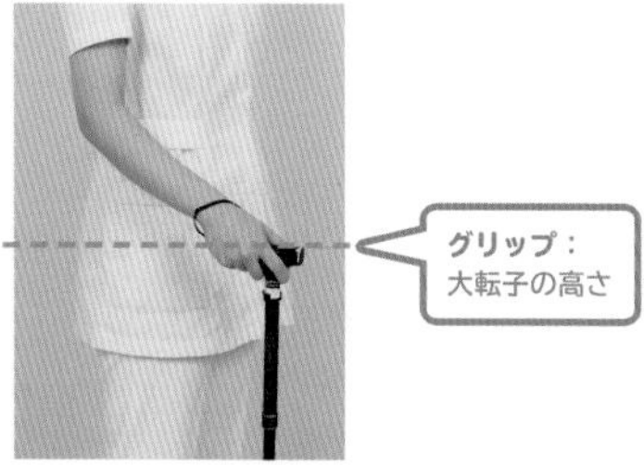
グリップ：
大転子の高さ

杖を用いた歩き方

1. 杖と反対側の足を同時に出すか、杖の後に杖と反対側の足を出す
2. 杖側の足を出す

POINT

◎ **杖歩行を介助するときは、介助者は杖を持つ側と反対側に立つ。**
◎ **前に立つと歩行の妨げになるため、斜め後ろに立つようにする。**

デキナース

- 杖を落として拾う際に、前かがみになり転倒することが多いため、杖にストラップ（ひも）を付けて、S字フックに掛けておくなどの工夫をすると転倒予防になる。

冷却（アイシング）

血管収縮による止血効果、腫脹の軽減、発痛物質の放出抑制、疼痛閾値の上昇を目的に行う。

アイシングの種類

アイシングシステム

特徴　温度設定ができ、凍傷のリスクが低く、持続的に冷却が行える装置。

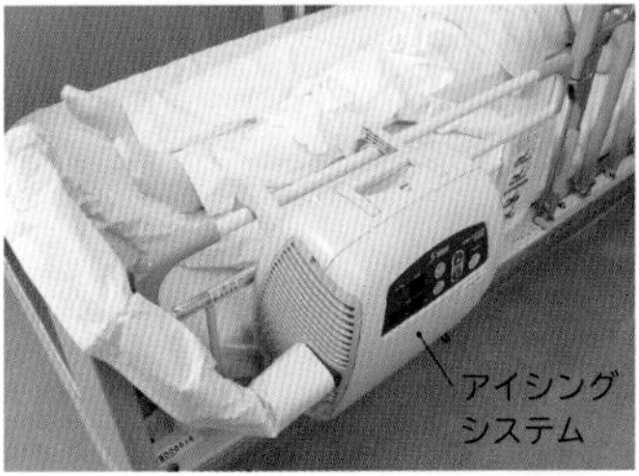
アイシング
システム

コールドパック

特徴　やわらかく身体にフィットし、部分的にアイシングが行える。

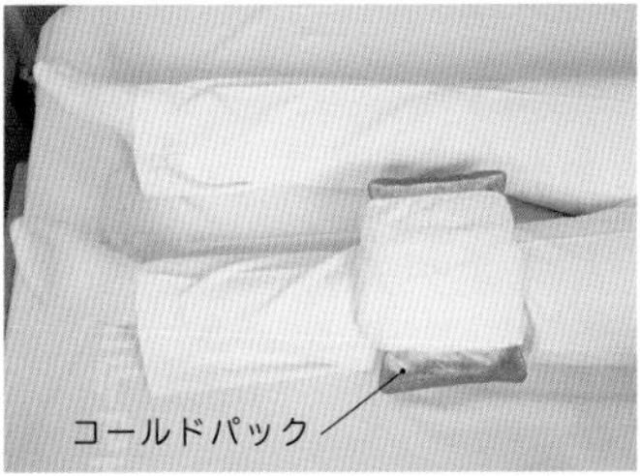
コールドパック

肩専用アイシング

特徴　コールドパックを使用してサポーターで固定することで、肩関節にフィットし、体動によりずれることなく患部の冷却が行える

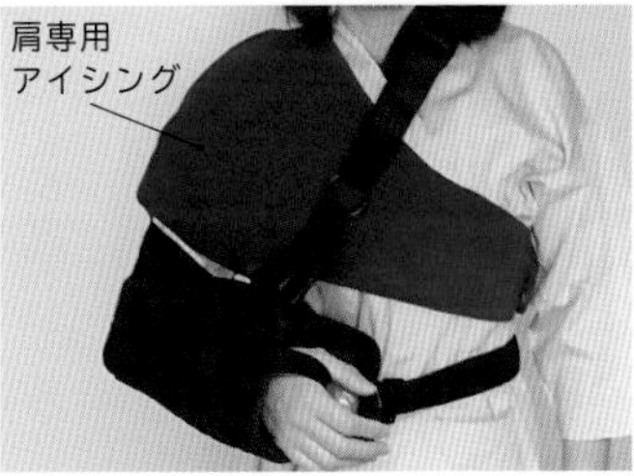
肩専用
アイシング

アイシングの適応

▶ アイシングの実施により、急性炎症や内出血、浮腫を抑制し、組織の回復を早め、疼痛を抑制する。

種類	主な適応	使用方法
アイシングシステム	● 膝関節手術全般(TKA、UKA、ACLRなど)、外傷による出血、腫脹、疼痛の抑制	● 一度に行うめやすは15～20分程度、インターバルは1～2時間空けて行うことが推奨される
コールドパック	● 人工股関節全置換術(THA)後や感染徴候(発赤、熱感)のある部位 ● ギプス固定中の部位 ● アイシングシステムによる不眠の訴えなどがある患者	● 凍傷のリスクがあるため、直接患部には使用しない ● タオルやカバーを使用する
肩専用アイシング	● 肩関節の手術全般	● 術後1週間は継続 ● 術後1週間～はリハビリテーション後や熱感の有無に応じて使用する

適応上の注意

禁忌	慎重
● レイノー病(症候群) その他の血管けいれん性疾患 ● 冷えに対する過敏症 ● 局所の血液循環不良 ● 四肢の感覚麻痺 ● 医師が使用することが適切でないと判断した場合	● 術後などで意識レベルの低い、意思疎通が困難な患者 ● 糖尿病のある患者 ● 神経麻痺のある患者 ● 心臓疾患のある患者 ● 手指切断や上肢の手術をした患者

富永ひかる, 阿部久美子, 中村惟子：アイシング. いちばん使える 整形外科ならではの看護技術. メディカ出版, 大阪, 2020：238. より引用

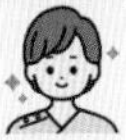
デキナース

- アイシングによる凍傷や固定紐による皮膚障害が生じやすいため、皮膚の観察が重要である。
- アイシングシステムにつながれている、音が気になって眠れないなどの訴えがある場合は、コールドパックに変更するなどの対応をとる。また、ホースの屈曲によるアラームも、睡眠の妨げになるため適宜確認する。

アイシングシステム使用中の観察とケア

- 専用の冷却パッドをホースに接続して使用する。
- 肌に直接パッドを当てると、凍傷を引き起こす恐れがあるため、必ずタオルや寝衣の上から当てる。
- パッドを固定する際は、腓骨神経麻痺（»p. 108）や医療関連機器圧迫創傷（MDRPU）に注意する。
- ホースが屈曲することで冷却水の循環不良となるため、巡回時は確認が必要である。
- パッドとホースのカバーは、患者ごとに交換する。

POINT

- アイシングシステムは夏場に使用すると結露が生じやすく、パッドのカバーが湿ったり、カビが発生することがある。カバーはこまめに交換する。
- コールドパックは短時間でぬるくなる。看護師が忙しそうにしていると、患者は声をかけづらいものである。リハビリテーションの後、勤務交替の前、就寝前など、看護師から率先して適宜交換するようにする。

ココ知り

医療関連機器圧迫創傷（MDRPU）

- 医療関連機器による圧迫で生じる皮膚ないし下床の組織損傷。厳密には従来の褥瘡すなわち自重関連褥瘡（SPU）と区別されるが、ともに圧迫創傷であり、広い意味では褥瘡の範疇に属すると定義される。

整形外科でよく使う薬剤

＊詳細は各薬剤の添付文書を参照してください。本文中の製品の商標登録マークは省略しています。

主な鎮痛薬

種類			一般名	主な商品名
解熱鎮痛薬	非ステロイド抗炎症薬（NSAIDs）	プロピオン酸系	イブプロフェン	ブルフェン
			ロキソプロフェンナトリウム水和物	ロキソニン
		フェニル酢酸系	ジクロフェナクナトリウム	ボルタレン ジクロフェナクNa
		オキシカム系	ロルノキシカム	ロルカム
		サリチル酸系	アスピリン・ダイアルミネート配合	バファリン
		ピラノ酢酸系	エトドラク	ハイペン
		コキシブ系	セレコキシブ	セレコックス
アセトアミノフェン			アセトアミノフェン	アセリオ、カロナール、アンヒバ
麻薬性オピオイド			フェンタニルクエン酸塩	フェントス
			フェンタニル	デュロテップ
非麻薬性オピオイド			トラマドール塩酸塩・アセトアミノフェン配合	トアラセット
			トラマドール塩酸塩	トラマール、ワントラム
			ペンタゾシン	ソセゴン（注射液のみ）
			ブプレノルフィン塩酸塩	レペタン
鎮痛補助薬			ワクシニアウイルス接種家兎炎症皮膚抽出液	ノイロトロピン

POINT

◎ 術後患者に対するフェンタニルとペンタゾシン（ソセゴン）やブプレノルフィン（レペタン）は拮抗作用があるため、基本的には併用不可である。

ココ知り

NSAIDs

- 腎血流量低下により腎障害のリスクがあるため、腎不全、透析患者は使用しない（腎機能が廃絶した透析患者では、この限りではない）。胃粘膜保護作用抑制により、胃潰瘍のリスクがある。予防のためプロトンポンプ阻害薬（PPI）などを併用する。

アセトアミノフェン

- 肝障害のリスクがある。若年層や高齢者はアセトアミノフェンを選択する。

主な神経障害性疼痛治療薬

種類		一般名	主な商品名
神経障害性疼痛治療薬		プレガバリン	リリカ
		ミロガバリンベシル酸塩	タリージェ
抗うつ薬	セロトニン・ノルアドレナリン再取り込み阻害薬（SNRI）	デュロキセチン塩酸塩	サインバルタ
	三環系抗うつ薬	アミトリプチリン塩酸塩	トリプタノール

POINT

◎ 副作用に眠気があるため、離床時は覚醒状態を確認し、転倒には十分注意する。

主な抗凝固薬

種類		一般名	主な商品名
ビタミンK依存性凝固因子合成阻害薬		ワルファリンカリウム	ワルファリン
ヘパリン		ヘパリンナトリウム	ヘパリンナトリウム
合成Xa阻害薬		フォンダパリヌクスナトリウム	アリクストラ
DOAC	経口直接Xa阻害薬	エドキサバン	リクシアナ
		リバーロキサバン	イグザレルト
		アピキサバン	エリキュース
	トロンビン直接阻害薬	ダビガトランエテキシラート	プラザキサ

主な抗血小板薬

種類	一般名	主な商品名
COX阻害薬	アスピリン	バイアスピリン
	アスピリン・ダイアルミネート	バファリン
プロスタグランジン製剤	ベラプロストナトリウム	ドルナー
5-HT_2拮抗薬	サルポグレラート	アンプラーグ
チエノピリジン誘導体	チクロピジン	パナルジン
	クロピドグレル	プラビックス
EPA製剤	イコサペント酸	エパデール
PDE3阻害薬	シロスタゾール	プレタール

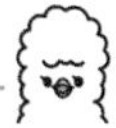

POINT

- 抗凝固薬や抗血小板薬、血糖降下薬は術前に休薬が必要である。休薬することによるリスクがある患者は、休薬せずに手術する場合もあるため、医師に確認する。
- 術後の再開は、抗凝固薬や抗血小板薬はドレーン抜去後、術式によっては翌日から再開となる場合もある。血糖降下薬は、食事量安定後に再開となる。絶食、経口摂取が進まない場合は、血糖値や食事量に応じてヒューマリンR注を投与する。

主な骨粗鬆症治療薬

分類		主な一般名	使用方法
骨吸収抑制薬	ビスホスホネート製剤	エチドロン酸、アレンドロン酸、リセドロン酸、ミノドロン酸	内服：薬剤により異なる（月1回、週1回など）
		イバンドロン酸ナトリウム	内服：月1回 静注：月1回
		ゾレドロン酸	静注：年1回
	SERM	ラロキシフェン、バゼドキシフェン	内服：毎日
	抗RANKL抗体	デノスマブ	皮下注射：半年に1回
骨形成促進薬	PTH製剤	テリパラチド	自己注射：毎日 皮下注射：週1回または週2回
	抗スクレロスチン抗体	ロモソズマブ	皮下注射：月1回
その他	活性型ビタミンD_3製剤	アルファカルシドール、カルシトリオール、エルデカルシトール	内服：毎日
	カルシウム製剤	L-アスパラギン酸カルシウム	内服：毎日

テキナース

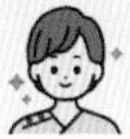

- 骨粗鬆症の治療は、薬剤の効果を自覚しにくく、治療継続率が低いことが課題となっている。費用面やライフスタイルに合わせたものを使用できるように調整する。

主な抗リウマチ薬

種類			一般名	主な商品名
抗リウマチ薬（DMARDs）	免疫調整薬		金チオリンゴ酸ナトリウム	シオゾール
			ブシラミン	リマチル
			イグラチモド	ケアラム
			サラゾスルファピリジン	アザルフィジンEN
	免疫抑制薬	第一選択薬	メトトレキサート	リウマトレックス
			タクロリムス	プログラフ
			ミゾリビン	ブレディニン
			トファシチニブ	ゼルヤンツ
	生物学的製剤	TNF-α阻害薬	インフリキシマブ	レミケード
			アダリムマブ	ヒュミラ
			ゴリムマブ	シンポニー
			エタネルセプト	エンブレル
		IL-6阻害薬	トシリズマブ	アクテムラ
		細胞標的薬	アバタセプト	オレンシア
リウマチ性疾患補助治療薬	ヒアルロン酸製剤		精製ヒアルロン酸ナトリウム	アルツ、スベニール

POINT

- 副作用が少ないDMARDs（特にメトトレキサート）を中心として治療を開始する。生物学的製剤と併用することで効果が高まる可能性が高い。
- 生物学的製剤は、原因因子を抑制するはたらきがある。治療効果は高いが、高額のため患者とも費用面の相談が必要である。

豆知識　関節リウマチとTHA

入院時には、既往に関節リウマチがないか確認する。
関節リウマチとは、関節の滑膜炎を主体とした全身性の自己免疫疾患である。
症状が股関節にまで及ぶと、軟骨の消失や骨破壊が助長され、股関節疾患が起こりやすくなる。また、関節リウマチに対してステロイドの内服をしている患者は、ステロイド性の大腿骨頭壊死が起こるリスクがある。
このように、関節リウマチと股関節疾患の関わりは深い。ステロイドを内服中の患者が手術を受ける場合、副腎不全をきたさないためにステロイドカバーが必要となる。

ステロイドカバー

- ステロイドを長期内服すると、副腎でステロイドを産生する能力が抑制される。周術期は身体への負担が増加し、ステロイドを多く必要とし、増量しなければショックなどを生じる。

関節リウマチは全身性の疾患であり、関節の腫脹や変形などの症状は、患者の日常生活におけるADLやQOLに大きくかかわる。
手術前後には、手術をする関節だけではなく、全身の症状を確認する必要がある。
現在の自宅での生活状況や家族状況を聴取し、術後のADLの拡大などで個別性のある看護をしていく。
また、関節リウマチの患者には、服薬や手術などの治療や、リハビリテーションなどを長く継続し、しっかりと自己管理をしている患者もいる。患者それぞれの自己管理方法や生活方法を尊重し、今後の生活に向けた援助ができるようにかかわりたい。

（星 沙耶）

QOLを支える

退院支援

急性期を脱した患者が、安心して自宅やリハビリテーション施設などに療養場所を移行できるように支援が必要である。そのために、入院前より退院後の生活を見据えた情報収集を行い、協力機関と連携して支援を行う。

外来・入院前～入院時

退院支援が必要な患者の把握	●退院後も医療や看護を必要とするか、地域での暮らしや生活状況から支援を必要としているのかをスクリーニングする ●すでにサービスを利用している場合は、提供者から情報を収集する

治療開始から安定期・退院に向けての調整

患者や家族が療養環境を選択し、心構えができるように支援	●医師による病状や今後の方針などの説明に同席し、正しく理解できているかを確認する ●患者・本人や家族の意向を尊重しながら対応を検討する
必要に応じて多職種と連携	●医師、理学・作業・言語療法士、臨床心理士、薬剤師、栄養士、ソーシャルワーカーなどと連携を図る
必要に応じて各種社会保障制度や地域社会資源に連絡・調整	●介護保険制度、特定疾患 ●訪問診療や介護サービスを利用して、在宅療養を検討している場合は、関係機関（訪問診療医や訪問看護師、ケアマネジャー、地域包括センター、保健師など）とのカンファレンスを行い、在宅でどのような支援が必要となるのか、課題を検討し調整する

退院までに準備すること

書類	● 看護サマリ ● 診療情報提供書 ● 訪問看護指示書 ● サービスのための意見書　など
薬剤	● 次回受診日、訪問診療日を確認して、処方を依頼する ● 指示された薬剤を確実に内服できるように、管理方法（本人・家族）や調剤方法（一包化）を検討する
医療処置	● 処置の方法や衛生材料の準備、退院後の必要物品の供給先を確認する ● 必要時、訪問看護師と情報交換して調整する
訪問診療・介護サービスの確認	● 利用する場合は、退院後、いつからサービスの利用ができるのかを確認する
退院時の移送方法	● 移送手段（介護タクシー、または自家用車など）を確認し、調整する

特定疾病

▶ 40～64歳以上で、以下の対象となる16の疾患が原因で要介護認定を受けた人は、介護保険サービスを受けることができる。

- がん（医師が一般に認められている医学的知見に基づき回復の見込みがない状態に至ったと判断したものに限る）*
- 関節リウマチ*
- 脊柱管狭窄症*
- 筋萎縮性側索硬化症
- 早老症
- 後縦靱帯骨化症*
- 多系統萎縮症
- 骨折を伴う骨粗鬆症*
- 糖尿病性神経障害、糖尿病性腎症および糖尿病性網膜症
- 初老期における認知症
- 脳血管疾患
- パーキンソン病関連疾患
- 閉塞性動脈硬化症
- 脊髄小脳変性症
- 慢性閉塞性肺疾患
- 両側の膝関節または股関節に著しい変形を伴う変形性関節症*

*：整形外科関連の疾患

介護保険制度のしくみ

▶ 介護保険制度とは、介護を必要としている人を社会全体で支えることを目的とした公的保険制度である。

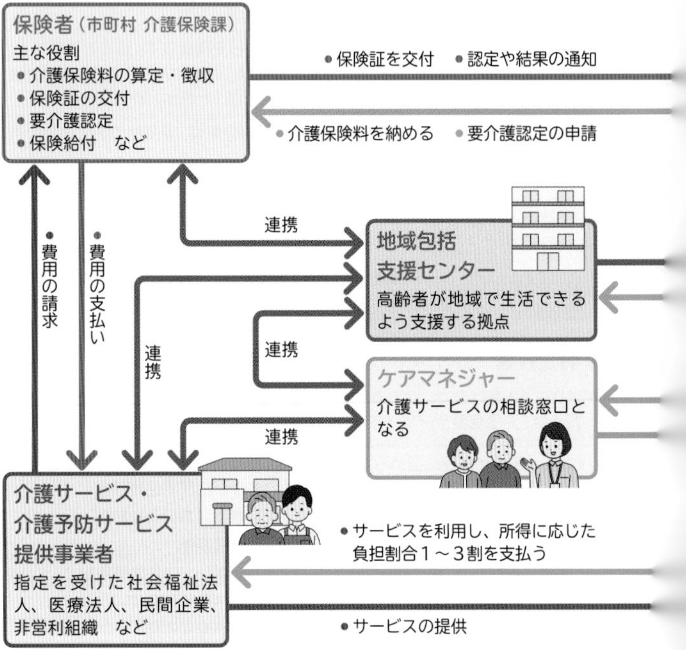

保険者（市町村 介護保険課）
主な役割
●介護保険料の算定・徴収
●保険証の交付
●要介護認定
●保険給付　など
●保険証を交付　●認定や結果の通知
●介護保険料を納める　●要介護認定の申請
●費用の請求
●費用の支払い
連携
地域包括支援センター
高齢者が地域で生活できるよう支援する拠点
連携
連携
ケアマネジャー
介護サービスの相談窓口となる
連携
介護サービス・介護予防サービス提供事業者
指定を受けた社会福祉法人、医療法人、民間企業、非営利組織　など
●サービスを利用し、所得に応じた負担割合１～３割を支払う
●サービスの提供

POINT

⊙ 入院前から、退院に向けての調整が始まる。必要な情報をまとめて多職種と連携をとれるようにする。

⊙ 整形外科では回復期リハビリテーション病院への転院などもあるため、地域医療との連携も視野に入れた調整が必要である。

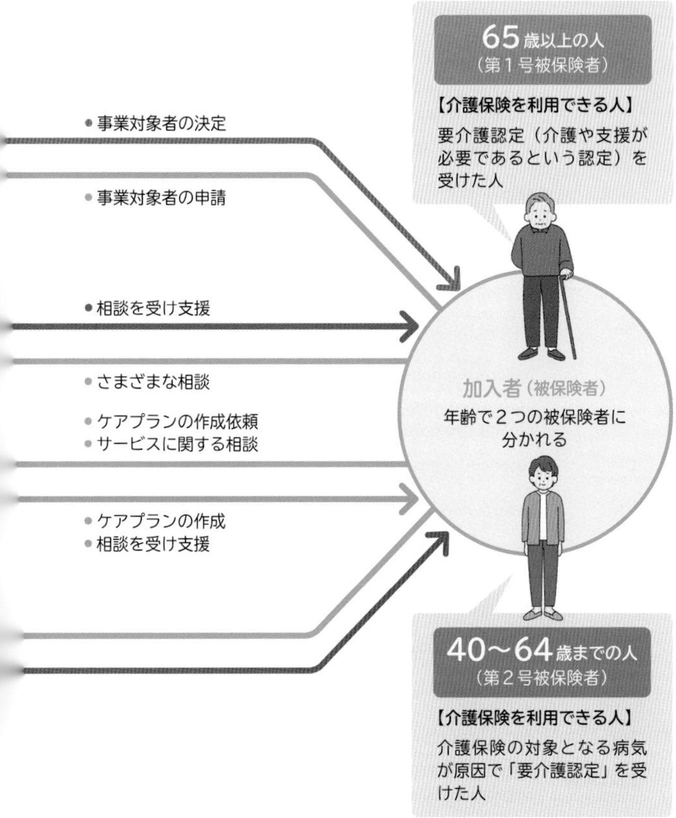
65歳以上の人
（第1号被保険者）
【介護保険を利用できる人】
要介護認定（介護や支援が必要であるという認定）を受けた人
● 事業対象者の決定
● 事業対象者の申請
● 相談を受け支援
● さまざまな相談
● ケアプランの作成依頼
● サービスに関する相談
● ケアプランの作成
● 相談を受け支援
加入者（被保険者）
年齢で2つの被保険者に分かれる
40～64歳までの人
（第2号被保険者）
【介護保険を利用できる人】
介護保険の対象となる病気が原因で「要介護認定」を受けた人

厚生労働省：介護保険制度の概要．https://www.mhlw.go.jp/stf/seisakunitsuite/bunya/hukushi_kaigo/kaigo_koureisha/gaiyo/index.html（2023.5.10.アクセス）、宗像市ホームページ：介護保険制度のしくみ．https://www.city.munakata.lg.jp/w025/020/070/071/20200324135402.html（2023.5.10.アクセス）を参考に作成

整形外科で使用する主な略語

	略語	英語	日本語(意味)
A	ABI	ankle brachial index	足関節上腕血圧比
	ACL	anterior cruciate ligament	前十字靱帯
	ACLR	anterior cruciate ligament reconstruction	前十字靱帯再建術
	ADL	activities of daily living	日常生活動作
	AMP	amputation	切断
	ARCR	arthroscopic rotator cuff repair	鏡視下腱板断裂手術
	ASF、ACSF	anterior cervical spine fixation	頚椎前方固定術
B	BHA	bipolar hip arthroplasty	人工骨頭置換術
	BKP	balloon kyphoplasty	経皮的椎体形成術
C	CDH(LCC)	congenital dislocation of the hip(luxatio coxae congenita)	先天性股関節脱臼
	CM	carpometacarpal joint	手根中手間関節
	CNS	central nervous system	中枢神経系
	CPM	continuous passive motion	持続的他動運動
	CRP	C-reactive protein	C反応性タンパク
	CSM	cervical spondylotic myelopathy	頚椎症性脊髄症
	CT	computed tomography	コンピューター断層撮影
D	DIP	distal interphalangeal joint	遠位指節間関節
	DMARDs	disease-modifying antirheumatic drugs	疾患修飾性抗リウマチ薬
	DOAC	direct oral anticoagulant	直接作用型経口抗凝固薬
	DVT	deep venous thrombosis	深部静脈血栓症

	略語	英語	日本語（意味）
F	FPS	face pain scale	表情尺度スケール
	FWB	full weight bearing	全荷重
	Fx	fracture	骨折
H	HTO	high tibial osteotomy	高位脛骨骨切り術
I	IADL	instrumental activities of daily living	手段的日常生活動作
	IP	interphalangeal joint	指節間関節（母指、母趾）
	IV-PCA	intravenous patient-controlled analgesia	経静脈的自己調節鎮痛法
L	LBP	low back pain	腰痛
	LCC	luxatio coxae congenita	先天性股関節脱臼
	LCL	lateral collateral ligament	外側側副靭帯
	LDH	lumbar disc herniation	腰椎椎間板ヘルニア
	LLIF	lateral lumbar interbody fusion	側方経路腰椎椎体間固定術
	LM	lateral meniscus	外側半月板
	LSCS、LCS	lumbar spinal canal stenosis	腰部脊柱管狭窄症
M	MCL	medial collateral ligament	内側側副靭帯
	MDRPU	medical device related pressure ulcer	医療関連機器圧迫創傷
	MINS	myocardial injury after non-cardiac surgery	非心臓手術後心筋障害
	MM	medial meniscus	内側半月板
	MMT	manual muscle test	徒手筋力テスト
	MP	metacarpophalangeal joint	中手指節間関節

	略語	英語	日本語(意味)
	MRA	malignant rheumatoid arthritis	悪性関節リウマチ
	MRI	magnetic resonance imaging	磁気共鳴画像
	MRSA	methicillin-resistant staphylococcus aureus	メチシリン耐性黄色ブドウ球菌
N	NPWT	negative pressure wound therapy	陰圧閉鎖療法
	NRS	numerical rating scale	数値評価スケール
	NSAIDs	non-steroidal anti-inflammatory drugs	非ステロイド抗炎症薬
	NWB	non-weight-bearing	完全免荷
O	OA	osteoarthritis	変形性関節症
	OPLL	ossification of posterior longitudinal ligament	後従靭帯骨化症
	ORIF	open reduction and internal fixation	観血的整復固定術
P	PCA	patient-controlled analgesia	自己調節鎮痛法
	PCL	posterior cruciate ligament	後十字靭帯
	PDE	phosphodiesterase	ホスホジエステラーゼ
	PIP	proximal interphalangeal joint	近位指節間関節
	PLF	posterolateral fusion	腰椎後側方固定術
	PLIF	posterior lumbar interbody fusion	後方進入腰椎椎体間固定術
	PPI	proton pump inhibitor	プロトンポンプ阻害薬
	PTE	pulmonary thromboembolism	肺血栓塞栓症
	PWB	partial weight-bearing	部分荷重
Q	QOL	quality of life	生活の質

	略語	英語	日本語(意味)
R	RA	rheumatoid arthritis	関節リウマチ
	RANKL	receptor activator of nuclear factor-kappa B ligand	NF-κB活性化受容体リガンド
	ROM	range of motion	関節可動域
	RSA	reverse shoulder arthroplasty	リバース型人工肩関節置換術
S	SERM	selective estrogen receptor modulator	選択的エストロゲン受容体調整薬
	SNRI	serotonin noradrenaline reuptake inhibitor	セロトニン・ノルアドレナリン再取り込み阻害薬
	SPU	self-load related pressure ulcer	自重関連褥瘡
	SSI	surgical site infection	手術部位感染
T	TEA	total elbow arthroplasty	人工肘関節全置換術
	THA	total hip arthroplasty	人工股関節全置換術
	TKA	total knee arthroplasty	人工膝関節置換術
	TLIF	transforaminal lumbar interbody fusion	経椎間孔的椎体間固定術
	TSA	total shoulder arthroplasty	人工肩関節置換術
U	UKA	unicompartmental knee arthroplasty	人工膝関節単顆置換術
V	VAS	visual analogue scale	視覚的アナログスケール
W	WBC	white blood cell count	白血球数

文献

1）松本守雄総監修，瀬戸美奈子監修：これならわかる！ 整形外科の看護ケア-疾患のメカニズムから，症状，治療法まで-．ナツメ社，東京，2019.
2）久保健太郎，濱中秀人，徳野実和，他編著，西口幸雄医学監修：先輩ナースが書いた看護のトリセツ．照林社，東京，2019.
3）相庭温臣：第1特集 術前24時間～術後48時間の観察ポイントとケア 2 頚椎前方除圧固定術-．整外看 2015；20 (2)：15-19.
4）谷島伸二：第1特集 術前24時間～術後48時間の観察ポイントとケア 3 腰椎後方除圧固定術-．整外看 2015；20 (2)：20-24.
5）萩野浩編：整形外科看護2020年秋季増刊 整形外科ナースならここまでやる！ いちばん使える整形外科ならではの看護技術-超ビジュアル系book！ 640点の画像・イラストで見てわかる-．メディカ出版，大阪，2020.
6）医療情報科学研究所編：病気がみえるvol.11 運動器・整形外科．メディックメディア，東京，2017.
7）日本整形外科スポーツ医学会広報委員会監修：スポーツ損傷シリーズ 7反復性肩関節脱臼．http://www.jossm.or.jp/series/flie/s07.pdf (2023.5.10.アクセス)
8）日本骨折治療学会
https://www.jsfr.jp/ippan/condition/ip23.html (2023.5.10.アクセス)
9）日本内分泌学会：骨代謝・副甲状腺 ステロイド性骨粗鬆症.
http://www.j-endo.jp/modules/patient/index.php?content_id=52 (2023.5.10.アクセス)
10）畑田みゆき編：整形外科ナースポケットブック．学研メディカル秀潤社，東京，2018.
11）日本整形外科学会：腱板断裂.
https://www.joa.or.jp/public/sick/condition/rotator_cuff_tear.html (2023.5.10.アクセス)
12）萩野浩編：整形外科看護2020年秋季増刊 整形外科ナースならここまでやる！ いちばん使える整形外科ならではの看護技術-超ビジュアル系book！ 640点の画像・イラストで見てわかる-．メディカ出版，大阪，2020：108-112.
13）医療情報科学研究所編：病気がみえるvol.11 運動器・整形外科．メディックメディア，東京，2017：88.
14）萩野浩編：整形外科看護2020年秋季増刊 整形外科ナースならここまでやる！ いちばん使える整形外科ならではの看護技術-超ビジュアル系book！ 640点の画像・イラストで見てわかる-．メディカ出版，大阪，2020：78-85.
15）萩野浩編：整形外科看護2020年秋季増刊 整形外科ナースならここまでやる！ いちばん使える整形外科ならではの看護技術-超ビジュアル系book！ 640点の画像・イラストで見てわかる-．メディカ出版，大阪，2020：234-238.
16）船橋整形外科病院看護部編著：日ごろの？をまとめて解決 整形外科ナースのギモン．照林社，東京，2019.
17）大口祐矢：看護の現場ですぐに役立つ 術前・術後ケアの基本．秀和システム，東京，2016.

和文

欧文・略語・数字

Cocco mina 整形外科

2023年6月26日　第1版第1刷発行
2024年7月10日　第1版第2刷発行

編　著　千葉大学医学部附属病院
　　　　看護部
発行者　有賀　洋文
発行所　株式会社　照林社
〒112-0002
東京都文京区小石川2丁目3-23
電　話　03－3815－4921（編集）
　　　　03－5689－7377（営業）
https://www.shorinsha.co.jp/
印刷所　共同印刷株式会社

検印省略（定価は表紙に表示してあります）
ISBN978-4-7965-2589-3

整形外科領域でよくみる主な検査値一覧

＊検査の方法や施設により基準値が異なる場合があります。

血液検査

炎症（»p.41）

項目	基準値
WBC（白血球数）	3,500～9,000/μL
CRP（C反応性タンパク）	0.3mg/dL以下

貧血（»p.41）

項目	基準値
RBC（赤血球数）	男：438～577万個/μL 女：376～516万個/μL
Hb（ヘモグロビン数）	男：13.6～18.3g/dL 女：11.2～15.2g/dL
Ht（ヘマトクリット値）	男：40.4～51.9% 女：34.3～45.2%

凝固（»p.42）

項目	基準値
Dダイマー	1.0μg/mL以下
Plt（血小板）	12～40万/μL
PT-INR（プロトロンビン時間）	2.0～3.0

生化学検査

酵素

項目	基準値
AST	13～30U/L
ALT	男：10～42U/L 女：　7～23U/L
γ-GT（γ-GTP）	男：13～64U/L 女：　9～32U/L